Martina Tischer

Fasten-glück

Auf der Achterbahn der Essgefühle –
Nachmachen erlaubt!

GOLDEGG
VERLAG

Bildrechte Autorenfoto: © Peter Hofmann
Covermotiv: lidante/shutterstock
Bildrechte Umschlag: Alexandra Schepelmann/donaugrafik.at

Der Verlag und seine Autoren sind für Reaktionen, Hinweise oder Meinungen dankbar. Bitte wenden Sie sich diesbezüglich an verlag@goldegg-verlag.com.

Der Goldegg Verlag achtet bei seinen Büchern und Magazinen auf nachhaltiges Produzieren. Goldegg Bücher sind umweltfreundlich produziert und orientieren sich in Materialien, Herstellungsorten, Arbeitsbedingungen und Produktionsformen an den Bedürfnissen von Gesellschaft und Umwelt.

ISBN: 978-3-99060-157-0

Friedrichstraße 191 • D-10117 Berlin
Telefon: +49 800 505 43 76-0

Goldegg Verlag GmbH, Österreich
Mommsengasse 4/2 • A-1040 Wien
Telefon: +43 1 505 43 76-0

E-Mail: office@goldegg-verlag.com
www.goldegg-verlag.com

Layout, Satz und Herstellung: Goldegg Verlag GmbH, Wien
Printed in the EU

Für Maria, Niko, Jaron, Neo und Adam

Inhaltsverzeichnis

VORWORT – WAS IST DRAN AM FASTENGLÜCK?

Fasten: tagelang nichts essen, abnehmen, verzichten, sich quälen – lange Zeit war für mich das Thema Fasten mit gemischten Gefühlen behaftet. In mir schlummerte die Erinnerung aus meiner Jugend, wo ich immer wieder unter dem Vorwand, »etwas für meine Gesundheit zu tun«, tagelang nichts gegessen habe. Doch der wahre Grund war: Ich wollte abnehmen. Ich wollte die Kilos verlieren, die ich mir angefuttert hatte, weil ich mich nicht wohlfühlte und weil ich unglücklich war. Also quälte ich mich mit verdünnten Fruchtsäften, literweise Wasser und Tee durch den Tag und kämpfte tapfer gegen meinen Hunger an. Natürlich nahm ich ab, und ich fühlte mich großartig. Bis dann meine Fastenzeit zu Ende war. Der Versuch, danach weniger und ausgewogen zu essen, gelang mir nicht, denn der Hunger kam zurück – stärker denn je. Ich tat alles, um diese Gier nach Essen zu kontrollieren. Mit wenig Erfolg. Bis ich mich letztendlich mit der Ursache meines Unglücklichseins auseinandersetzte. Bis ich lernte, meine Emotionen zu spüren, und sie nicht mehr mit Essen hinunterschlucken wollte.

Das ist lange her, und heute – mehr als 20 Jahre später – blicke ich mit großem Mitgefühl auf das Mädchen zurück, das ich einmal gewesen bin. Ich wusste es damals nicht besser und habe mit diesen Erfahrungen schon lange Frieden geschlossen. Denn sie haben mich zu dem Menschen gemacht, der ich heute bin. Das Thema Fasten hatte jedoch seitdem einen schalen Beigeschmack.

Dann passierte zu Beginn dieses Jahres etwas Erstaunliches. Als selbständige Ernährungswissenschaftlerin und Ernährungscoach arbeite ich oft von zu Hause aus. Als ich den Auftrag bekam, einen Artikel über das Thema Fasten zu schreiben, wurde mit der intensiven Auseinandersetzung über die Wissenschaft des Essensverzichtes auch mein Interesse daran immer größer. Ich erkannte, was ich in meiner Jugend beim Fasten alles falsch gemacht hatte. Damals fehlten mir sowohl die richtige Einstellung als auch das Wissen, wie unser Körper funktioniert und mit Nahrungsentzug umgeht. Sollte am Fasten doch etwas Gutes dran sein?, fragte ich mich. Sollte ich meine persönliche Meinung darüber noch einmal überdenken? Bringt der Verzicht auf Essen tatsächlich mehr Gesundheit und Wohlbefinden? *Was ist dran am Fastenglück?* Meine Neugier war geweckt.

Fasten findet zurzeit in unserer Gesellschaft großen Anklang und erlebt ein richtiges Revival. Wurde früher traditionell aus religiösen oder spirituellen Gründen auf Essen verzichtet, steht heute meist der gesundheitliche Aspekt im Vordergrund. Vor allem das intermittierende Fasten, das Kurzzeit- oder Intervallfasten, in seinen verschiedensten Formen ist im Trend und immer mehr Erfolgsgeschichten tummeln sich in den Medien. Obwohl beim Fasten nicht die Gewichtsabnahme im Vordergrund steht, wird es doch von vielen Menschen als Lösung aller Ess- und Gewichtsprobleme angesehen. Doch wir können dabei vieles falsch machen und unserer Gesundheit schaden. Denn wer fastet, muss auch wieder essen, und genau hier liegen oft die Herausforderungen. Gar nichts zu essen ist leichter, als sich ausgewogen zu ernähren. Erfolge im Fasten haben wir langfristig jedoch nur, wenn wir uns dabei auch mit der anderen Seite der Medaille, dem richtigen Essen, auseinandersetzen. Wir müssen aufhören, Essen als Puffer zu verwenden, um unangenehmen Gefühlen auszuweichen. Das bedeutet letztendlich, dem Essen, sich selbst und anderen Grenzen zu setzen und zu sich zu stehen. Unsere Bedürfnisse klar auszudrücken und wertschätzend mit unseren Mitmenschen zu kommunizieren. Erst dann kommen wir ganz in unsere Macht zurück und können unsere eigene Wahrheit leben.

Ich habe mich deshalb aufgemacht, tief in das Thema Fasten einzutauchen, und bin dabei so manchem Stolperstein und Hindernis auf dem Weg begegnet. Als Ergebnis halten Sie dieses Buch in den Händen. Es ist mein persönlicher Erfahrungsbericht über das Fasten und über das Essen, alles, was ich darüber weiß, was ich dabei lernen durfte und was andere Menschen mit mir geteilt haben.

Dieses Buch möchte Sie – ganz ohne Druck und bestimmte Erwartungshaltung – inspirieren, es liefert Ihnen Grundlagen dafür, wie Fasten wirklich glücklich machen kann, und unterstützt Sie dabei, Ihren persönlichen Zugang zu finden. Denn Fasten macht uns leichter und freier. Es lehrt uns, rechtes Maß zu finden, und bringt uns zurück in unseren Körper, zu unserer Gesundheit und unserem Wohlbefinden, damit wir weiterhin voller Elan und Freude dem Leben begegnen können.

Viel Spaß beim Lesen und dabei, sich selbst und Ihre Gefühle neu zu entdecken!

Ihre *Martina Tischer*

Teil I
Fasten für Anfänger

ICH WILL ES PROBIEREN! – ENTSCHEIDUNG ZUM FASTEN

Ich werde mich also auf das Fasten einlassen und verschiedene Möglichkeiten ausprobieren. Es gibt so viele positive Berichte darüber und ich möchte überprüfen, ob diese auch der Wahrheit entsprechen. Ich möchte selbst herausfinden, ob man sich durch Fasten wirklich wohler fühlt, jünger aussieht und die hartnäckigen Pfunde verliert, die sich heimlich auf die Hüften geschwindelt haben. Meine Erfahrungen kann ich dann an meine Klientinnen und Klienten weitergeben. Meine früheren Fastenerfahrungen will ich nicht wiederholen – dieses Mal mache ich es besser als in meiner Jugend.

Doch es gibt noch einen tieferen Grund, warum ich mich im Fasten versuchen möchte: Ich will mein Leben wieder in die Hand nehmen und bewusster gestalten. Momentan fühlt sich alles ein bisschen schwer und festgefahren an und ich brauche dringend neue Impulse. Auch spüre ich eine leichte Unzufriedenheit in mir. Ich warte darauf, dass mein

Leben spannender wird. Doch wie genau soll das gehen? Mein Fastenexperiment wird mir neue Impulse bringen und mir Möglichkeiten aufzeigen, an die ich bis jetzt noch nicht gedacht habe, davon bin ich überzeugt. Die letzten eineinhalb Jahre waren nicht ganz einfach für mich und ich musste mich einigen Herausforderungen stellen. Ich hatte einige private und berufliche Veränderungen und zog nach über 20 Jahren in der Stadt wieder aufs Land. Und obwohl ich das Leben in der Natur von Anfang an liebte, dauerte es eine Weile, bis ich mich in dieser so anderen Welt zurechtfand. Dann rutschte ich bei einem sonntäglichen Spaziergang im Schnee so unglücklich aus, dass ich mir dabei das Sprunggelenk brach. Somit war ich die nächsten drei Monate außer Gefecht gesetzt. Mein Neujahrsvorsatz, in diesem Jahr so fit wie möglich zu werden, war hinfällig. Mit der fehlenden Bewegung fühlte ich mich auch bald körperlich nicht mehr ganz so wohl. Dazu stellten sich vermehrt *Heißhungerattacken* ein, denen ich immer wieder nachgab. Ich wollte mir nicht eingestehen, dass es durchaus auch etwas mit der Umstellung meiner Hormone durch die herannahenden Wechseljahre zu tun haben könnte.

So suchte ich letzten Sommer endlich eine ganzheitlich orientierte Ärztin auf, die mir eine Freundin wärmstens empfohlen hatte. »Kein Wunder, dass Sie an Heißhunger leiden«, sagte sie nach einer eingehenden Untersuchung. »Ihre Bauchspeicheldrüse läuft auf Hochtouren, dazu kommt ein hormonelles Ungleichgewicht aufgrund Ihrer bevorstehenden Menopause.« Die Ärztin sprach aus, was offensichtlich war, und ich hatte nun eine Erklärung für meinen ständigen Heißhunger. Sie verschrieb mir eine Reihe von Tropfen, Mittelchen und Vitaminen, damit sich diese Unausgewogenheit im Körper auf allen Ebenen wieder einpendeln konnte. Außerdem schlug sie mir vor, es mit intermittierendem Fasten zu versuchen. Diesen Vorschlag verwarf ich vorerst einmal, doch ich nahm brav die verschriebenen Medikamente und war sehr vorsichtig mit Süßigkeiten. Dass mir Zucker in größeren Mengen nicht guttut, wusste ich schon lange. Nach ungefähr drei Monaten nahmen die Heißhungerattacken ab und es ging mir körperlich wieder besser. Aber richtig wohl fühlte ich mich nicht, denn ich hatte eindeutig in den letzten Monaten ein bisschen zugenommen. Ich mied die Waage und schaffte es den Winter über, mein leichtes Unwohlsein auf die Seite zu drängen. Die Hosen und Röcke, die mir nicht mehr passten, räumte ich ganz nach hinten in den Schrank. Ich hüllte mich in meine Strickjacke ein und tat so, als wäre alles in Ordnung.

Doch nun haben wir schon April, und meine innere Stimme, anfangs nur ein leises Murmeln, ist lauter geworden. Sie drängt mich dazu, einiges im Leben zu ändern und gehen zu lassen, das nicht mehr Bestand hat. Klar und deutlich erkenne ich: Ich muss mein körperliches Wohlbefinden wiederherstellen, ich fühle mich lange nicht so gut, wie ich es gerne hätte. Und um das zu erreichen, werde ich fasten. Mein Entschluss ist gefasst.

DER BLINDE FLECK

Ich werde also in die Welt des Fastens eintauchen, um mir mein Wohlbefinden zurückzuholen und wieder Bewegung in mein Leben zu bringen. Ich bin richtig aufgeregt, denn ich liebe es zu experimentieren. Es ist spannend. Meist bekommen meine Versuche eine gewisse Eigendynamik und ich muss mich mit Dingen auseinandersetzen, an die ich vorher überhaupt nicht gedacht habe. So war es auch bei meinem Selbstexperiment vor einigen Jahren, als ich 100 Tage lang auf Zucker verzichtet habe. Wie es mir dabei ergangen ist, habe ich in dem Buch »100 Tage zuckerfrei« niedergeschrieben. Solche Experimente werden bei mir zur Selbsterfahrung und ich gehe als neuer, veränderter Mensch daraus hervor. Auch diesmal wird es so werden, doch noch ahne ich nicht, was alles auf mich zukommt.

Bevor ich jedoch loslege, mache ich eine Bestandsaufnahme. Ich krame meine Waage aus der hintersten Ecke des Schrankes hervor und stelle mich darauf. Das Display bleibt dunkel. Ich habe mich schon so lange nicht gewogen, dass in der Zwischenzeit die Batterien leer geworden sind. Also suche ich nach ein paar neuen, wechsle sie aus und stelle mich erneut auf die Waage. Was ich da sehe, ist alles andere als erfreulich. Denn ich habe nicht die üblichen drei Kilo mehr, die sich immer dann raufschummeln, wenn ich nicht aufpasse und sich etwas Unbewusstheit in mein Essverhalten einschleicht. Es sind ganze sieben Kilo! Das erschreckt mich ziemlich und deprimiert mich außerdem sehr. Es ist zwar noch lange nicht das Höchstgewicht, das ich in meiner Jugend hatte – trotzdem, wie konnte ich es nur so weit kommen lassen? Sogleich tauchen sowohl mein schlechtes Gewissen als auch Schuldgefühle auf. Sieben Kilo sind eine ganze Menge. Um Gewicht zu verlieren, muss ich mich ziemlich anstrengen, denn ich habe einen trägen Stoffwechsel. Bei mir tendieren die zusätzlich aufgenommenen Kalorien eher dazu, sofort als Bauchspeck gespeichert als in Wärme umgewandelt zu werden. Ich bin nicht der Typ Rennpferd, der das Essen in Windeseile mit viel nervöser Energie verbrennt, sondern eher ein Pandabär mit der Tendenz zur Gemütlichkeit. Würde ich immer essen, wenn ich Lust dazu hätte, würde ich auch wie eine Pandabär-Dame aussehen. Doch ich möchte den aufkeimenden Schuldgefühlen keinen Raum geben. Ich habe mit den Jahren gelernt, freundlich und liebevoll mit mir umzugehen und mich für nichts mehr zu verurteilen. Ich habe eben zugenommen, so wie es anderen Menschen auch passiert, wenn sie mehr essen, als der Körper braucht. Und ich habe definitiv durch meinen Heißhunger und die durcheinandergeratenen Hormone aufgrund der bevorstehenden Menopause in den letzten Monaten mehr gegessen. Kein Grund, mich deshalb schlecht zu fühlen und zu prügeln. Trotzdem möchte ich die zusätzlichen Kilos nicht weiter mit mir herumtragen, denn ehrlich gesagt fühle ich mich gar nicht wohl damit.

Bald werde ich herausfinden, dass es nicht nur die Hormone sind, die zu dieser Gewichtszunahme geführt haben. Es gibt außerdem noch weitere blinde Flecken in meinem Essverhalten, die ich momentan jedoch nicht erkenne. Darüber schreibe ich in einem späteren Kapitel. Vorerst möchte ich meinen Blutzuckerspiegel wieder ins Gleichgewicht bringen, damit mein Heißhunger verschwindet. Das soll mit Fasten ja wunderbar funktionieren. Ich bin sehr gespannt! Doch bevor ich mit meinen ersten Fastenversuchen starte, beschäftige ich mich noch einmal mit den dahinterstehenden wissenschaftlichen Konzepten. Schließlich möchte ich auch wissen, was in meinem Körper beim Fasten passiert.

ICH BIN DANN MAL FASTEN

Was ist dran am Fasten? Warum findet das Fasten so viele begeisterte Anhänger?

Fasten wird von jeher und in jeder Kultur und Religion praktiziert, um Körper, Geist und Seele zu reinigen und zu stärken. Vom Standpunkt der Evolution ist unser Körper auf Fasten programmiert. Unsere Vorfahren mussten ihre Nahrung mit viel Einsatz erjagen oder mühsam sammeln. Auch bestimmten in grauer Vorzeit wiederkehrende Perioden des Hungerns das Leben, ausgelöst durch Dürre, Überschwemmungen, Kriege und die kalte Jahreszeit. Fasten war also – was die Biologie des Körpers betraf – etwas Alltägliches. Als durch die spätere Entwicklung der Landwirtschaft Fleisch, Getreide und Milch den Menschen nähren konnten, nahmen auch die Zeiten des Hungerns ab. Trotzdem erkannten alte Zivilisationen die gesundheitlichen Vorteile von Fasten – so etwa setzte der griechische Arzt Hippokrates Fasten zur Heilung von Krankheiten ein.

Heutzutage haben wir dank der Supermärkte permanent Zugang zu Nahrung. Durch die Möglichkeit, unbegrenzt zu essen und zu naschen, haben wir uns weit von unserer Natur entfernt. Denn unser Körper kann so viel überflüssige Nahrung nicht verarbeiten und speichert diese als Reserve für Notzeiten in Organen und Geweben. Doch die Notzeiten kommen nicht. Somit bleibt unser Körper auf seinen Reserven sitzen, wir werden viel zu schwer und müssen den Ballast mit uns herumschleppen. Der Überfluss macht uns krank, weil wir keine Fastenzeiten mehr einhalten müssen. Wenn wir unseren Körper dazu bringen, seine überflüssigen Fettspeicher zu verbrennen, können wir unsere hinaufgefutterten Wohlstandskilos wieder loswerden. Genau das können wir mit Fasten erreichen.

Unter Fasten verstehen wir also den freiwilligen Verzicht auf Nahrung oder Genussmittel über einen bestimmten Zeitraum. Doch Fasten ist nicht gleich Fasten. Gefastet wird aus religiösen, spirituellen oder gesundheitlichen Gründen. Wir unterscheiden zwischen Langzeitfasten und intermittierendem Fasten. Synonyme für letztere Fastenform sind Intervallfasten, Kurzzeitfasten, Teilzeitfasten und Periodenfasten. In der Zwischenzeit kursieren schon so viele Namen und Fastenformen durch die Medien, dass es oft schwierig wird, sich zurechtzufinden.

Zum besseren Verständnis möchte ich kurz die wichtigsten Begriffe erklären.

- Beim *Langzeitfasten* wird über einen längeren Zeitraum auf Nahrung verzichtet. Die meisten Fastenperioden dauern zwischen fünf und zehn Tagen, es kann jedoch bis zu mehreren Wochen gefastet werden. Diese Fastenkuren werden in Wellnesshotels oder speziellen Fasteneinrichtungen angeboten, aber auch in Klöstern oder Sanatorien, und werden von Ärzten und Experten begleitet. Auf eigene Faust und im Alltag für längere Zeit keine Nahrung zu sich zu nehmen würde ich Fastenneulingen nicht raten. Der Körper ist in dieser Zeit in einem Ausnahmezustand, in dem er sich regeneriert und heilen möchte. Es ist deshalb sinnvoll, sich dafür eine Auszeit zu nehmen, um sich sowohl körperlich als auch geistig zu erholen. Nach mehreren Tagen des Essensverzichtes wird das Fasten durch eine erste Mahlzeit »gebrochen« – man spricht von »Fastenbrechen« – und langsam wieder begonnen, kleine Portionen zu essen. Im Idealfall wird man danach eine gesündere Ernährungsweise anstreben. Die Motivation nach den gelungenen Fastentagen ist groß und die Stimmung euphorisch. Doch so einfach ist es nicht, da sich bald wieder alte Essmuster und ungesundes Verhalten in den Alltag schleichen. Das gute Körpergefühl, das sich mit dem Fasten eingestellt hat, verblasst und die Kilos, die man abgenommen hat, schummeln sich wieder auf Bauch und Hüften. Doch keineswegs deshalb, weil Fasten einen Jo-Jo-Effekt bewirkt. Im Gegenteil – Langzeitfasten greift nach einigen Tagen auf die Fettreserven zu und lässt diese schmelzen. Es sind die alten Verhaltensweisen, wie zu viel Zucker, zu große Portionen oder ein zu spätes Abendessen, weshalb die Hose bald wieder kneift.

- Beim *Kurzzeitfasten* wechseln sich Perioden des Essens mit Perioden des Fastens ab. Hat man die passende Form gefunden, kann es wunderbar in den Alltag integriert und zum Lebensstil werden – ein Grund, warum Fasten gegenwärtig so trendy geworden ist. Denn oft haben wir weder die Zeit noch das erforderliche Geld, um uns zwei Wochen oder länger frei zu nehmen und uns in der Abgeschiedenheit eines Klosters dem Essensverzicht hinzugeben.

- Beim *intermittierenden Fasten* gibt es viele verschiedene Methoden, wobei ich mich mit den gängigsten davon beschäftigen werde. Damit ich weiß, wie diese funktionieren, möchte ich sie ausprobieren. So habe ich es mir jedenfalls vorgenommen. Die Variante, die mich dabei am meisten überzeugt, möchte ich beibehalten. Wie Sie später lesen werden, musste ich einige Fehlversuche hinter mich bringen und die eine oder andere Hürde überwinden, bis ich die passende Fastenform für mich fand. Ich erkläre die Methoden hier kurz und werde später noch genauer auf jede einzelne eingehen.

- Die *16:8-Variante* wird am häufigsten verwendet, da sie für viele in den Tagesrhythmus passt. Dabei wird 16 Stunden gefastet, und in einem achtstündigen Zeitfenster gegessen.

- Bei der *5:2-Variante* wird an fünf Tagen pro Woche normal gegessen, an den restlichen zwei Tagen wird gefastet, wobei man an den Fastentagen 500 bis 600 kcal zu sich nehmen darf. Die beiden Fastentage müssen jedoch nicht aufeinanderfolgen.

- Die *10-in-2-Variante:* Hier wird an einem Tag gegessen (1) und am nächsten Tag gefastet (0) – (innerhalb von zwei Tagen). Nach einem 12-stündigen Essfenster folgt ein 36-stündiges Fastenfenster – das Essen wird also einen ganzen Tag und zwei Nächte lang weggelassen.

- Die *20:4-Variante* wird auch »Warrior-Diät« genannt. Hier wird 20 Stunden lang gefastet, wobei bis zu 500 kcal in Form von Obst, Gemüse und Säften zu sich genommen werden kann. Die verbleibenden vier Stunden darf normal gegessen werden.

Es gibt noch einige andere Formen, so zum Beispiel kann man einen Fastentag pro Woche einlegen und damit 36 Stunden fasten, oder man isst nichts vom Frühstück des einen bis zum Frühstück des nächsten Tages, das wäre dann eine Fastenzeit von 24 Stunden. Mein Plan ist, mich zu Beginn im 16:8-Fasten zu versuchen. Dieses Konzept werde ich zwei Wochen lang einhalten. Über die Osterfeiertage mache ich eine kleine Pause, bevor ich mit der nächsten Form, der 10:2-Methode, weitermache. Das Experiment kann beginnen.

DIE MÜLLABFUHR IM KÖRPER

Wünschen Sie sich nicht auch eine saubere Umwelt? Eine Welt, in der wir gerne leben und uns wohlfühlen? Wir leeren unseren Abfalleimer aus, bevor er überquillt, trennen den Müll und entsorgen ihn in die richtige Tonne. Dann kommt die Müllabfuhr und nimmt unseren gesamten Abfall mit. Dieser wird verbrannt, weiterverarbeitet oder irgendwo zwischengelagert. Jetzt ist unser Haus wieder sauber. Wir fühlen uns gut. Wir leben nicht gerne in unserem eigenen Müll. Ein funktionierendes Abfallsystem zu haben ist deshalb eine großartige Einrichtung. Doch was für uns so selbstverständlich geworden ist, erfordert Planung und ein gut funktionierendes System, in dem alle Mitarbeiter ihren Teil der Aufgabe gewissenhaft übernehmen.

Genauso ein ausgeklügeltes System haben wir auch in unserem Körper. In jeder Zelle befinden sich – bildlich gesprochen – lauter kleine, fleißige Müllmännchen. Die machen nicht nur sauber, sondern nutzen die Zelle auch als Recyclinganlage, in der beschädigte oder funktionslose Proteine sowie Zellorganellen selbst verdaut und dadurch aus dem Verkehr gezogen werden. Noch brauchbare Teilchen werden wiederverwertet. Die Zelle knabbert sich mithilfe dieser Männchen also selbst an oder frisst sich sogar auf. Dieses Entsorgungssystem in der Zelle hat auch einen eigenen Namen: die Autophagozytose oder Autophagie.

Aus dem altgriechischen »autophagos« abgeleitet, bedeutet dieser Begriff »sich selbst verzehrend«. Die Zelle baut dabei ihre eigenen Bestandteile ab und verwertet sie. Nicht mehr benötigte Proteine und einzelne Zellteilchen werden herausgefiltert, genauso wie krankheitsverursachende Viren und Bakterien. Durch den Vorgang der Autophagie werden die Bildung von Infektionen und Tumoren vermieden, aber auch der Alterungsprozess verlangsamt sich. Krebs, Alzheimer oder Herzerkrankungen können dadurch erst gar nicht entstehen. Für die Erforschung und Entdeckung der Autophagie wurde dem japanischen Zellbiologen Yoshinori Ōsumi 2016 sogar der Nobelpreis für Medizin und Physiologie verliehen. Jedoch tritt dieser Prozess der Autophagie erst dann ein, wenn die Nahrung verdaut ist und kein Nachschub mehr kommt. Genau das macht das Thema Fasten so spannend. Denn durch das Fasten jung und gesund bis ins hohe Alter zu bleiben ist eine Vorstellung, die sicher nicht nur mir äußerst gut gefällt.

Beliefern wir jedoch durch ständiges Essen oder viel zu kurze Essenspausen die Zellen ständig mit Nahrung, kann die Autophagie nicht einsetzen, und anstatt sich selbst zu reinigen, sammelt sie Müll an. Der Grund dafür scheint der konstant erhöhte Insulinspiegel zu sein. Insulin ist ein Hormon und wird von der Bauchspeicheldrüse ausgeschüttet, damit die Nährstoffe unseres Essens in die Zelle transportiert werden können. Solange aber Insulin produziert wird, erhält der Körper das Signal, dass ausreichend Energie von außen zugeführt wird und somit keine Selbstverdauung notwendig ist. Unsere Energiereserven werden also nicht angezapft und es kommt außerdem zu einer Anhäufung von Schadstoffen in der Zelle – umgangssprachlich auch als »Schlacken« bezeichnet. Fasten wir hingegen, wird kein Insulin produziert und unser zellulärer Reinigungstrupp kann aktiv werden. Schon nach 12 bis 14 Stunden ohne Nahrung beginnt der Prozess der Autophagie und kommt auf Hochtouren, je länger wir nichts essen. Die Zellen reinigen sich und der Müll, den wir nicht mehr brauchen, wird entsorgt. Dabei werden die Selbstheilungskräfte aktiviert, die Zellen regenerieren sich viel besser und der Alterungsprozess wird dadurch verlangsamt.

Wir können aktiv die Autophagie in unseren Zellen unterstützen, damit sie reibungslos funktioniert. Indem wir darauf achten, dass es uns bis zur Zellebene gut geht, können wir mithelfen, das Gleichgewicht unseres Körpers – die sogenannte physiologische Homöostase – aufrechtzuerhalten. Dazu gehört aber, dass wir unserem Körper regelmäßige Essenspausen von mindestens 12 Stunden gönnen. Auch durch sportliche Betätigungen – sowohl Kraft- als auch Ausdauertraining – wird die Autophagie angekurbelt. Außerdem können wir im Bereich der Ernährung einiges dafür tun. Lebensmittel wie Vollkornprodukte, Weizenkeime, gereifter Käse, Pilze, Zitrusfrüchte, Sojaprodukte und Hülsenfrüchte sowie Amarant, Äpfel, Brokkoli und Blumenkohl enthalten die Eiweißverbindung Spermidin. Diese Substanz kurbelt die Autophagie an und spielt eine wichtige Rolle beim Zellwachstum. Selbst Kaffeeliebhaber kommen auf ihre Kosten, denn die im Kaffee enthaltenen Polyphenole gelten als Autophagie-Auslöser. Doch sollte man ihn nicht mit Milch trinken, sondern schwarz oder mit Pflanzenmilch, denn diese wiederum hemmt die Autophagie.

Die Sache mit dem Kaffee wird etwas schwierig für mich werden, denn schwarzer Kaffee ist für mich kein Genuss, da trinke ich lieber gar keinen. Aber auch hierbei werde ich eine Lösung finden. Vielleicht probiere ich einmal Kaffee mit Hafermilch, damit ich die Müllmännchen in meinen Zellen zur Arbeit animieren kann. Jedenfalls bin ich schon ziemlich gespannt, bisher habe ich mein Experiment theoretisch gehalten. Doch mit so viel Wissen und guten Nachrichten ausgestattet, kann ich es gar nicht mehr erwarten, mit dem Fasten zu beginnen. Ich bin richtig motiviert. Dass sich meine Anfangsversuche im Fasten sehr holprig gestalten werden, das kann ich Gott sei Dank noch nicht erkennen.

Ich bin bei meinen Experimenten immer sehr offen und probiere gerne neue Dinge aus, würde jedoch nie etwas tun, was meiner Gesundheit schadet. Hierbei hilft mir mein Wissen als Ernährungswissenschaftlerin, jedoch nutze ich auch meinen Hausverstand und vertraue meiner Intuition. Das Feedback meines Körpers hat mich noch nie in die Irre geführt und daran werde ich mich bei meinen Fastenversuchen auch orientieren.

DAS 16:8-FASTEN – DER SANFTE EINSTIEG

Die nächsten zwei Wochen bis Ostern werde ich mich im 16:8-Fasten versuchen und danach zu einer anderen Methode wechseln. Ich möchte ja verschiedene Formen des Fastens ausprobieren. Das Prinzip bei dem Konzept 16:8 ist einfach: Innerhalb von acht Stunden darf man essen, die nächsten 16 Stunden, die das Tagesintervall von 24 Stunden komplett machen, wird gefastet. Das Essfenster von acht Stunden sollte so gelegt werden, dass es gut in den eigenen Alltag hineinpasst. Für viele ist es leichter, das Frühstück auf später zu verschieben oder überhaupt erst ab Mittag die erste

Mahlzeit zu sich zu nehmen. Dann sollte die letzte Mahlzeit um 20 Uhr fertig gegessen sein. Oder es wird gefrühstückt und innerhalb der acht Stunden ein frühes Abendessen eingenommen. Ob nur zwei oder drei Mahlzeiten gegessen werden, kann individuell entschieden werden. Von Zwischenmahlzeiten wird jedoch abgeraten, damit der Magen seine Verdauungsarbeit abgeschlossen hat, bevor neuer Nachschub kommt. In den 16 Stunden Fastenzeit wird mit dem Essen pausiert, auch Getränke, die Kalorien enthalten, sind nicht erlaubt.

Soweit die Grundregeln des 16:8-Fastens. Das klingt für mich nicht so schwierig und voller Motivation starte ich die neue Woche mit meinem ersten Fastenversuch. Dafür muss ich zuerst meinen Essensplan etwas umändern. Das Gute ist, ich habe schon vor Langem eine Struktur gefunden, mit der ich mich wohlfühle. Ich esse drei Mahlzeiten am Tag, das Mittagessen ist immer um 12 Uhr. Mein Frühstück nehme ich zwischen sieben und acht Uhr ein, mein Abendessen nicht später als 19 Uhr. So ist der Idealfall. Doch diesen idealen Zustand kann ich nicht immer einhalten. Wenn ich unterwegs bin, muss ich öfters eine Mahlzeit verschieben – oder auslassen. Oder ich packe mir einige Snacks ein, um mich über den Tag zu bringen. Komme ich heim, bin ich sehr hungrig – manchmal zu hungrig. Dann esse ich zu viel und viel zu spät. Dieses Durcheinander in meiner Essenszeit führt außerdem dazu, dass ich Heißhunger entwickle. Mein Körper liebt Regelmäßigkeit und Struktur, und wenn sich meine Essenszeiten zu sehr verschieben, merke ich das sofort. Ich fühle mich unwohl und verliere das Gefühl von Hunger und Sattheit. Mein Experiment des intermittierenden Fastens nehme ich deshalb gleichzeitig als Anlass, wieder Regelmäßigkeit in meinen Essalltag hineinzubringen und wieder bewusster und achtsamer zu essen.

Ich lege mein Essfenster auf die Zeit zwischen neun Uhr und siebzehn Uhr (das sind acht Stunden), danach beginnt das sechzehnstündige Fasten bis nächsten Tag um neun Uhr. Außerdem notiere ich in ein Heft, wann ich esse und was ich esse. So kann ich im Nachhinein gut nachvollziehen, wo eventuelle Fehlerquellen liegen, die ich dann verändern kann. Gewöhnlich überlege ich abends, was ich am nächsten Tag essen werde. So brauche ich nicht mehr nach Essbarem suchen, wenn der Hunger schon da ist. Aber das funktioniert auch nicht immer. Dann esse ich zwar, was ich geplant habe, aber manchmal kommt noch etwas mehr auf den Teller oder ich greife zu einem Snack, weil ich glaube, hungrig zu sein. Jedenfalls kommt mir dieses Ernährungstagebuch nur zugute, denn nun kann ich nicht mehr schummeln oder mir einreden, ich hätte vernünftig gegessen, wenn es nicht der Fall war. Ab jetzt werde ich alles protokollieren, um mir mein Essverhalten wieder bewusster zu machen.

Ich bin selbständig und kann mir meine Zeit relativ gut einteilen, da ich ja oft von zu Hause arbeite. Das bringt mir bei allen Fastenmethoden den Vorteil der Flexibilität, den ich sehr zu schätzen weiß. Ich bin mir jedoch durchaus bewusst, dass es bei geregelten Arbeitszeiten, langen Tagen im Büro mit kurzen oder gar keinen Pausen für viele nicht so einfach ist. Doch gerade das 16:8-Fasten kann gut an den eigenen Arbeitsalltag angepasst werden. Wer später am Abend heimkommt, könnte erst mittags mit der ersten Mahlzeit beginnen und hat dann noch immer Zeit, bis 20 Uhr sein Abendessen zu genießen.

In der Fastenphase sind Wasser, Tee, Kaffee und selbstgemachte, salzfreie Gemüsebrühe erlaubt. Getränke mit Süßstoff sollten auch weggelassen werden. Das macht mir gar nichts aus, denn ich halte mich ohnedies lieber an Wasser und Tee. Doch wie im letzten Kapitel beschrieben kann ich schwarzen Kaffee nicht trinken. Ich habe es einige Male versucht, es aber wieder aufgegeben. Ich brauche einen Schuss Milch hinein, damit er mir schmeckt. Und Kaffee ist für mich ein absolutes Genussgetränk. Schon seit Jahren trinke ich einen Kaffee am Morgen, den zweiten nach dem Mittagessen. Mehr brauche ich nicht, aber diese beiden Tassen Kaffee lasse ich mir nicht wegnehmen. Was also tun? Ich recherchiere so lange, bis ich fündig werde. So soll ein Teelöffel Sahne im Kaffee keinen nennenswerten Einfluss auf den Blutzuckerspiegel haben und dadurch die positive Wirkung des Fastens nicht unterbrechen. Ich werde also von Milch (Milch enthält Milchzucker) auf Kaffeesahne umstellen. Auch wenn damit – wie im letzten Kapitel beschrieben – die unterstützende Wirkung der Autophagie des Kaffees durch das tierische Protein wegfällt. Das nehme ich in Kauf. Somit habe ich auch die Kaffeefrage gelöst.

Am ersten Tag meines Fastenversuches werde ich um acht Uhr morgens hungrig. Da ich ein Morgenmensch bin und allerspätestens um sechs Uhr aufstehe, ist das auch kein Wunder. Doch etwas zu essen gibt es erst in einer Stunde. Ich trinke also meinen Kaffee – mit Sahne schmeckt er richtig vollmundig – und kann meinen Hunger damit dämpfen. Um neun Uhr esse ich mein übliches Frühstück: etwas Obst mit Zimt und Nüssen. Das Mittagessen besteht aus gedünstetem Gemüse mit Hirse und Schafskäse. Dann genieße ich meinen zweiten Kaffee und dazu noch zwei Stück dunkle Schokolade. Für den Abend bereite ich mir eine Portion Müsli zu. Um Punkt 17 Uhr kratze ich die letzten Reste aus der Müslischüssel und lege den Löffel weg. Das war es für die nächsten 16 Stunden. Abends werde ich hungrig und es fällt mir schwer, den Hunger auszuhalten. Doch ich kann nicht gleich am ersten Tag aufgeben, also halte ich tapfer durch. Auch nachts wache ich auf und verspüre leichten Hunger. Doch ich schlafe gleich wieder ein und wache am nächsten Morgen ausgeruht und guter Dinge auf. Der erste Tag ist also geschafft und ich bin stolz auf mich. Abgesehen vom Hunger, der sich abends immer einstellt, geht es auch die nächsten Tage ganz gut. »Ist gar nicht so schwierig«, denke ich mir. »So darf es weitergehen«. Doch am Samstag flaut das

Hochgefühl ab, das ich die letzten Tage verspürt habe. Mein Freund Paul hat sich für den Nachmittag angekündigt. Paul mag Süßspeisen, also backe ich einen Apfelkuchen. Ich freue mich, Paul nach langer Zeit wiederzusehen und mit ihm zu plaudern, bin aber gleichzeitig in einer Zwickmühle.

Soll ich mit ihm ein Stück Kuchen essen und es als Abendessen zählen? Denn um 17 Uhr beginnt mein Fastenfenster, dann darf ich nichts mehr essen. Ich scheue mich davor, Paul zu erklären, dass ich gerade faste. Ich möchte gerne meinen Selbstversuch – überhaupt am Beginn, wenn ich noch nichts darüber berichten kann – für mich behalten. Ich entscheide mich dazu abzuwarten. Doch ich bin den ganzen Nachmittag über unruhig und warte nervös auf meinen Besuch. Paul ruft an, dass er sich verspätet. Er wird erst nach 17 Uhr kommen. Also esse ich vorher mein Abendessen und bin gerade fertig, als er an der Tür läutet. So kann ich auch dem Apfelkuchen wiederstehen, den Paul, während wir uns unterhalten, genießt. Ich trinke nur eine Tasse Tee. »Ich habe gerade gegessen«, erkläre ich Paul. Er fragt nicht weiter nach. Gut, dass er nicht meine Gedanken lesen kann, die aufgeregt durch meinen Kopf schwirren.

Später am Abend denke ich noch einmal über die Situation nach. Es ist unglaublich, dass mich die Gedanken über das Essen zum richtigen Zeitpunkt heute so sehr gestresst haben. Warum war das so? Ich habe sogleich die Antwort. Seit ich wieder auf dem Land wohne, fällt es mir schwerer, zu mir zu stehen. Ich versuche, mich anzupassen, konform zu gehen mit den anderen. Ich will dazugehören, nicht ausgeschlossen werden. »Das ist aber sehr interessant«, murmle ich. Da scheint ein altes Muster aufgetaucht zu sein. Eigentlich ist es ein uraltes Programm unseres Reptiliengehirns, das unserer Sicherheit diente. Wer vom Stamm verstoßen und ausgeschlossen wurde, hatte wenig Überlebenschance. Die Gedanken, die in mir auftauchen, hören sich folgendermaßen an: »Wenn du anders bist als die anderen, wenn du auffällst oder rebellierst, dann machst du dich unbeliebt. Also solltest du dich anpassen. Beim Essen und überhaupt in deinem Leben. Lieber Mittelmäßigkeit als deine Einzigartigkeit leben. Dann bist du auf der sicheren Seite!« Was für ein Schwachsinn! Diese Gedanken kann ich gleich verwerfen, denn sie stimmen nicht. Ich darf sehr wohl meine Einzigartigkeit leben und so sein, wie ich bin. Egal ob ich in der Stadt oder auf dem Land wohne. Ich darf mir erlauben zu essen, wann ich will und was ich will. Warum soll ich meinen Freunden nicht von meinem Fastenexperiment erzählen? Ich habe also heute eine wichtige Lektion gelernt: Niemand verlangt von mir, mich anzupassen. Ich werde in Zukunft sehr darauf achten, dass sich keine falschen Gedanken einschleichen, die mir abraten, zu mir zu stehen.

SÜSSE OSTERN

Die Tage vergehen und akribisch notiere ich alles, was ich esse und wann ich esse. Doch es fällt mir gar nicht leicht, mich an die 16 Stunden Fastenzeit zu halten. Ich bin zwischendurch immer wieder hungrig, vor allem am Abend vor dem Schlafengehen. Mir fällt auf, dass ich ständig über meinen Hunger esse. Auch habe ich das Verlangen nach Süßem, das ich mit einem Stück dunkler Schokolade und ein paar Mandeln so recht und schlecht stillen kann. Nach zwei Wochen 16:8-Fasten stelle ich mich auf die Waage: Ich habe ein Kilo verloren. Na ja, immerhin. Doch wirklich zufrieden bin ich nicht. Das Hochgefühl der ersten Tage ist verschwunden und hat einem leisen Gefühl der Frustration Platz gemacht.

Dann kommt Ostern. Ich habe beschlossen, über die Feiertage mit dem Fastenexperiment zu pausieren, aber trotzdem in Maßen und bewusst zu essen. Ich weiß, das wird nicht einfach werden, den es werden einige Verlockungen auf mich zukommen. Vor allem für Süßes habe ich nach wie vor eine Schwäche. Wie ich in meinem Buch »100 Tage zuckerfrei« geschrieben habe, geht es mir am besten, wenn ich zugesetzten Zucker aus meiner Ernährung weitgehend weglasse und mir nur ab und zu ein paar Leckereien erlaube. Mal ist es ein Stück selbstgebackener Kuchen oder eine Rippe dunkle Schokolade. Doch besser ist es, Süßigkeiten gleich abzulehnen, als »nur zu kosten«, denn das Aufhören fällt mir dann oft schwer.

Normalerweise kriege ich das auch ganz gut hin. Ich habe außer dunkler Schokolade keine Süßigkeiten im Haus und schreite beim Einkaufen zielstrebig an den Regalen mit dem Zuckerzeug vorbei.

Am Karsamstag backe ich Muffins zum Verschenken für meine Familie und muss mich zurückhalten, um das ofenwarme Gebäck nicht zu kosten. Doch dann bringt mir meine Nachbarin ein kleines Osterei. Es sieht verführerisch aus, ist in buntes Papier gewickelt, aus Milchschokolade und mit einer Nougatcreme gefüllt. »Das kleine Osterei kann nicht schaden«, denke ich mir (und weiß gleichzeitig, dass es das wird). Doch es ist zu spät. In meinem Gehirn leuchtet schon das Belohnungszentrum auf, Dopamin wird in Vorfreude auf den kommenden Zuckerschuss ausgeschüttet. Ich bin verloren. Ich esse das Osterei (das eigentlich viel zu süß schmeckt) und dann noch zwei von den frisch gebackenen Muffins.

Damit ist mein Vorhaben, Ostern zuckerfrei zu verbringen, gescheitert. »Sei doch nicht so streng mit dir«, höre ich eine leise Stimme in mein Ohr flüstern. »Es ist Ostern! Da kannst du dir doch etwas gönnen. Willst du dir wirklich den Genuss von all diesen Leckereien entgehen lassen«? Es ist die Stimme des Zuckermonsters. Es hat beschlossen, Ostern bei mir zu verbringen.

Am nächsten Tag trifft sich meine ganze Familie bei meiner Schwester Paula. Es ist schön, meine Eltern, meine Geschwister, Nichten und Neffen wiederzusehen. Leider passiert das viel zu selten, denn vor allem meine jüngste Schwester Lotta muss eine über vierstündige Autofahrt zum Haus von Paula auf sich nehmen und das ist mit Mann, kleinem Kind und jungem Hund nicht immer einfach. Wir schaffen es meistens nur zu Weihnachten und Ostern, das wir uns alle versammeln, dafür ist es immer ein besonderes Erlebnis. Als ich gemeinsam mit meinen Eltern und meinem Bruder bei Paula ankomme, dringen aus dem Haus bereits Stimmen, Lachen und Kindergeschrei. Es ist ein sonniger Tag und ziemlich heiß für Ende April. Paula hat sich viel Mühe gegeben. Im Garten steht ein großer, liebevoll dekorierter Tisch und meine Schwester hat Szegediner Krautfleisch und Gemüsecurry mit Reis für die große Gästeschar gekocht.

Mir ist von der kurvenreichen, zweistündigen Autofahrt etwas flau im Magen und so esse ich nur ein paar Löffel des Gemüsecurrys. Doch beim Süßen kann ich mich nicht zurückhalten. Denn da werden Kekse, ein Schokokuchen, eine Möhrentorte sowie ein Apfelkuchen kredenzt, alles liebevoll von Paula selbst gebacken. Dafür brauche ich auch keinen Hunger. Außerdem säuselt mir das Zuckermonster alle möglichen Unwahrheiten in mein Ohr: »Iss doch ein Stück des Apfelkuchens, dann fühlst du dich gleich besser!« Und so ist es auch. Ich fühle mich sofort wohler, aber nur in der Zeit, wo ich den Kuchen esse. Dann probiere ich noch von den anderen leckeren Sachen, die kann ich mir nicht entgehen lassen. Oder besser gesagt, das Zuckermonster will Futter. Das Hochgefühl ist schnell wieder verschwunden und der viele Kuchen macht mich müde. Trotzdem ist es ein schöner, ausgefüllter Tag mit meiner Familie und ich bin dankbar über die gemeinsame Zeit, die wir miteinander verbringen dürfen. Das körperliche Unwohlsein schiebe ich einfach auf die Seite. Das kann ich ziemlich gut.

Auch am letzten Osterfeiertag esse ich Kuchen zum Dessert und verputze am Abend noch einen ganzen Osterhasen aus Nussschokolade, den mir meine Schwester Simone mitgebracht hat. Am darauffolgenden Tag bin ich müde und schlecht gelaunt. Ich bin frustriert über meinen holprigen Fastenstart und darüber, dass ich das Zuckermonster überhaupt bei der Tür hereingelassen habe. Außerdem frage ich mich, ob mein Fastenexperiment dazu beigetragen hat, über die Stränge zu schlagen. Zucker hat bei mir einen richtigen Schneeballeffekt ausgelöst. Warum konnte es nicht beim kleinen Osterei bleiben? Ich werde mir die physiologischen Gründe dazu noch einmal genauer ansehen. Wenn ich mir die Auswirkungen eines zu hohen Zuckerkonsums noch einmal bewusst mache, tappe ich bei der nächsten Versuchung nicht wieder in die gleiche Falle.

DIE BLUTZUCKER-ACHTERBAHN

Ab wann lief mein Vorhaben, Ostern zuckerfrei zu halten, schief? Es begann ganz unschuldig mit dem Osterei. Hätte ich nach diesem kleinen Happen Schokolade gestoppt, wäre nichts passiert. Doch ich war nicht achtsam, gedanklich bei allem, was an diesem Tag noch zu tun war, und somit hatte ich unbewusst dem Zuckermonster Tür und Tor geöffnet. So etwas wie ein Zuckermonster gibt es natürlich nicht, es ist jedoch eine gute Beschreibung für die Wirkung von Zucker, wenn wir ihn nicht bewusst und in Maßen genießen, sondern ihn, ohne nachzudenken, in uns hineinschaufeln. Genauso, wie ich es an den Osterfeiertagen gemacht habe. Es ist wirklich interessant, welche Wirkung Zucker auf uns haben kann, wenn wir nicht bewusst damit umgehen. Sowohl auf der körperlichen als auch auf der mentalen und emotionalen Ebene.

Ich betrachte im Nachhinein ab dem Moment, wo ich die Entscheidung getroffen habe, das Schokoladenei zu essen, noch einmal alle Ereignisse. Zuerst sehe ich mir die körperliche Ebene an. Wenn wir Süßigkeiten essen, werden diese im Verdauungstrakt in die einzelnen Bestandteile zerlegt. Der Zucker in meinem Osterei gelangt als Einfach- und Zweifachzucker über den Magen in den Dünndarm, wo er sehr schnell durch Enzyme verdaut und ins Blut weitergeleitet wird. Dort schwimmen die Zuckermoleküle herum und warten darauf, wieder abtransportiert zu werden. Durch den erhöhten Blutzuckerspiegel im Blut alarmiert, gibt das Gehirn ein Signal an die Bauchspeicheldrüse, Insulin zu produzieren. Dieses Hormon wird nun dort in den Betazellen produziert und an das Blut abgegeben. Die Blutgefäße transportieren sowohl Insulin als auch die Glukosemoleküle zu den Körperzellen. Jede Körperzelle ist mit spezifischen Insulinrezeptoren ausgestattet, an die sich Insulin bindet. Dadurch werden die Glukosekanäle der Körperzelle geöffnet, und die Glukose kann in die Zelle strömen. Insulin wirkt also wie ein Schlüssel, mit dem man die Körperzelle aufsperren kann. Der Zucker gelangt vorwiegend in die Zellen der Leber und der Muskeln. Dort wird er entweder zu Energie verbrannt oder er wird in die Glykogenspeicher eingelagert. Als Glykogen zwischengespeichert, kann er bei Bedarf schnell wieder in Glukose umgewandelt werden, um das Blut und die Zellen rasch mit Energie zu versorgen. Jetzt ist der Blutzuckerspiegel wieder im Normalbereich. Dieser Normalbereich liegt zwischen 80 und 100 mg/dl. Wenn wir zu oft und zu viel raffinierten Zucker zu uns nehmen, steigt unser Blutzuckerspiegel rasch an, Insulin wird in großen Mengen produziert, um die Zuckerflut wieder aus dem Blut zu schaffen. Und das Insulin leistet ganze Arbeit und transportiert so viel Zuckermoleküle wie möglich in die Zellen. Dadurch fällt der Blutzuckerspiegel nicht auf den normalen Wert ab, der sich bei uns in einem körperlichen Wohlgefühl ausdrückt, sondern er wird zu stark gesenkt. Ein zu niedriger Blutzucker jedoch ist für den Körper eine Bedrohung, für ihn geht es um das Überleben. Also reagiert er durch ein komplexes Zusammenspiel verschiedener Hormone mit Heißhunger. Wir empfinden diesen Heißhunger als ein sehr starkes, äußerst unangenehmes Körpergefühl und greifen zum Essen, um ihn wieder loszuwerden. Meist ist es wieder etwas Süßes, um den Heißhunger rasch zu besänftigen. Und kaum haben wir uns versehen, befinden wir uns auf einer Blutzucker-Achterbahnfahrt.

Mit meinem kleinen Osterei hatte ich aber noch gar nicht so viel Zucker im Blut, um mich auf der Achterbahn hochzuschaukeln. Erst als ich zu einem Schoko-Muffin griff und dann zu noch einem, schwang ich mich auf die Acherbahn. Denn nach dem Genuss des zuckrigen Ostereis war noch etwas anderes im Spiel als meine Hormone. Es war das Gehirn, das Amok lief, und zwar genauer gesagt das Belohnungszentrum im älteren Teil unseres Gehirns, das unter anderem beim Essen von fetten und zuckerhaltigen Speisen aktiviert wird und Dopamin und andere Neurotransmitter ausschüttet. Damit werden wir buchstäblich in einen Zustand der Ekstase gebracht, können aber auch dadurch Abhängigkeiten und letztendlich Süchte entwickeln. Über dieses Belohnungszentrum habe ich in meinem Buch »100 Tage zuckerfrei« ausführlich geschrieben. Ich habe mein Belohnungszentrum in meiner Jugend – durch meine Sucht nach Essen – etwas überstrapaziert. Das hat zur Folge, dass es auch bei kleineren Mengen von Schokolade, Kuchen, Keksen oder Eiscreme in Vorfreude auf ein Hochgefühl zu blinken beginnt und mich dazu bringen möchte, ungesunde Entscheidungen zu treffen. Bin ich mir dessen nicht bewusst, tappe ich in die Falle. So wie eben während der Osterfeiertage.

Hat mich erst einmal das Belohnungszentrum gekidnappt, laufe ich Gefahr, auch meine Gedanken und Gefühle dadurch beeinflussen zu lassen. »Wer weiß, wann du wieder ein Stück von dieser Möhrentorte bekommst. Die schaut doch so lecker aus«, höre ich dann eine säuselnde Stimme an meinem Ohr. »Nach Ostern machst du wieder mit dem Fasten weiter, da darfst du dir heute ruhig einmal etwas gönnen.« Alles eine Rechtfertigung dafür, um mich weiter den zuckerreichen Verführungen hinzugeben. Obwohl ich es eigentlich besser wissen müsste – ich tue doch das Gegenteil von dem, was mir guttut.

Was mit einem kleinen Osterei mit Schokolade beginnt, endet nach vier Tagen mit einem großen Osterhasen aus Nussschokolade. Und dem Versprechen, in Zukunft wieder achtsamer zu sein, um der verführerischen Macht von Zucker erst einmal gar nicht zu erliegen.

DAS 10:2-FASTEN – LEICHT IST ANDERS

Jetzt habe ich mir noch einmal bis ins Detail angesehen, wie ich mir selbst mit dem ganzen Zucker im System schade. Das nächste Mal mache ich es besser. Nach den Osterfeiertagen stelle ich mich auf die Waage. Das Kilo, dass ich mühsam mit der 16:8-Methode abgenommen habe, ist wieder drauf. Ist ja auch klar, irgendwie muss sich das Eintauchen in die Zuckerwelt zeigen. Dann fange ich halt wieder von vorne an, mit einer anderen Version des intermittierenden Fastens: der 10:2-Methode.

Bei dieser Methode wird im Wechsel einen Tag gegessen und einen Tag gefastet. In Österreich wurde diese Fastenform als »10in2«-Methode durch den Seminarkabarettisten Bernhard Ludwig sehr populär. Mit dem Slogan »Essen Sie, was Sie wollen« fand er rasch viele Anhänger, die das Essen an einem Tag ausließen, um dann am nächsten Tag wieder normal zu essen. An den Nicht-Ess-Tagen ist abends Alkohol erlaubt, ein bis zwei Gläser Rotwein sind laut Ludwig durchaus in Ordnung. Auch gibt es bei dieser Methode »Joker-Tage«, die man für Familienfeiern, den Hochzeitstag oder den Geburtstag verwenden kann. Dabei kann der Fasttag in einen Esstag umgewandelt werden. Aber man sollte diese Joker-Tage erst nach drei bis vier Wochen einführen, wenn man sich an den Fastenrhythmus von Essen und Nicht-Essen gewöhnt hat.

Wer sich für das 10:2-Fasten entscheidet, braucht im Grunde genommen an seinem Ernährungsalltag gar nichts zu ändern. Es wird einfach nur ein Tag lang auf das Essen verzichtet. Somit ist diese Variante ideal für Menschen, die sowieso schon einen ausgefüllten Tag haben und nicht noch zusätzlich Zeit investieren oder sich Gedanken ums Essen machen möchten.

Bei dieser Methode bin ich ehrlich gesagt ziemlich skeptisch. Ich glaube nicht, dass es für mich so leicht werden wird. Jeden zweiten Tag nichts zu essen, kann ich das überhaupt umsetzen? Diese Fastenform erscheint mir durchaus herausfordernd, denn ich werde dabei mehr als 36 Stunden auf das Essen verzichten müssen. Vom Abendessen am 1er-Tag, das ich im Normalfall zwischen 17 Uhr und 18 Uhr einnehme, bis zum Frühstück am übernächsten Tag um etwa sieben Uhr morgens. Beim 10:2-Fasten soll es längerfristig zu einer Umstellung des Körpers kommen. Ich möchte diese Methode einmal zehn Tage lang ausprobieren, damit ich sehe, ob dieses Konzept für mich passen könnte. Im Netz tummeln sich viele positive Erfahrungsberichte darüber und es gibt Menschen, die diese Methode sogar seit einigen Jahren als Lebensstil praktizieren. Schlechte Erfahrungen scheint kaum jemand damit gemacht zu haben. Ich vermute jedoch, dass diese einfach nicht ins Netz gestellt werden, denn niemand berichtet gerne von seinem eigenen Scheitern. Das lässt mich an eine Bekannte denken, die vor

Jahren diese Methode ausprobiert und damit erfolgreich in einigen Monaten ganze 20 Kilogramm abgenommen hatte. Als sie damit aber aufhörte, nahm sie alles wieder zu. Und noch ein paar Kilos mehr.

Ich starte also meinen Versuch mit einem normalen 1er-Tag, an dem ich essen darf, der darauffolgende Tag ist mein erster Fasttag. Nachdem ich meine Hündin Julie und die Katzen Eliah und Flecki gefüttert und mit Julie eine Runde in der frischen Morgenluft gedreht habe, nehme ich eine lange, heiße Dusche. Danach setze ich mich an den Schreibtisch, bearbeite meine E-Mails und trinke eine Tasse grünen Tee. Grünen Tee trinke ich selten, aber nachdem ich meinen Kaffee mit Milch trinke – und Milch am 0-er Tag nicht erlaubt ist, muss ich eine andere Möglichkeit finden, um etwas Belebendes zu mir zu nehmen. Ans Essen denke ich gar nicht. Nachdem ich zwei Stunden gearbeitet habe, verlasse ich den Schreibtisch und mache mich auf zur Wohnung meiner polnischen Freundin Dorota. Gemeinsam wollen wir eine Wanderung auf einen kleinen Berg in ihrer Nähe machen. Wir haben uns schon sehr lange nicht mehr gesehen und plaudern angeregt miteinander, während wir den eineinhalbstündigen Aufstieg gut bewältigen. Es ist ungewöhnlich heiß für Ende April und wir kommen ordentlich ins Schwitzen. Ich trinke immer wieder ausgiebig aus meiner mitgebrachten Wasserflasche, die schon fast leer ist, als wir am Gipfel ankommen. Kichernd wie zwei Teenager tragen wir uns in das Gipfelbuch ein und suchen uns anschließend ein schattiges Plätzchen zum Ausruhen. Wir sind bis auf einige Wanderer, die es sich auf der Terrasse des Schutzhauses bequem gemacht haben, allein. Von unserer Bank aus haben wir einen herrlichen Blick ins Tal und die umliegenden Berge. Wir erzählen uns Geschichten aus unserem Leben und Dorota berichtet über ihre geplante Kreuzfahrt im Herbst. Ganze drei Wochen wird meine Freundin unterwegs sein und sie freut sich schon riesig darauf. So ein richtig langer und aufregender Urlaub, den wünsche ich mir auch. Doch zuerst möchte ich mich meinem Fastenexperiment widmen, um meine Gesundheit auf ein optimales Niveau zu bringen. Das hat momentan Priorität. Wenn ich mich rundherum wohlfühle, dann macht ein Urlaub einfach noch mehr Spaß.

Bald brechen wir wieder auf und nach unserem Abstieg trinke ich ein großes Glas Wasser bei Dorota. Ich setze mich ins Auto und besorge auf dem Weg nach Hause frisches Obst, Milch und ein paar andere Lebensmittel aus dem Supermarkt. Morgen darf ich ja wieder essen. Zu Hause räume ich die Einkäufe weg und gehe mit Julie ihre übliche Nachmittagsrunde. Es ist erst 15 Uhr und der Tag erscheint mir noch so lange. Ich habe mir am heutigen Tag nichts mehr Wichtiges vorgenommen. Wie kann ich an diesem Nachmittag produktiv sein? Ich könnte bügeln. Ich könnte im Wintergarten die Fenster putzen. Doch für Hausarbeit fühle ich mich zu schlapp. Immerhin bin ich fast drei Stunden in der ungewöhnlich heißen Aprilsonne gewandert. Also setze ich mich mit zwei Zeitschriften in die Hollywoodschaukel im Garten und schmökere darin. Während ich lustlos darin blättere, kommt meine Nichte Emily angeradelt, um mit ihren Zwerghasen zu spielen, die in der Scheune untergebracht sind. Ich geselle mich mit meinem Hund zu ihnen und wir beobachten, wie die drei kleinen süßen Tiere im Gras herumhoppeln. Doch das Wetter schlägt um und es wird ziemlich windig. Also verabschiedet sich Emily und ich gehe zurück ins Haus. Es ist erst kurz vor 18 Uhr. Mir wird bewusst, wie viel Zeit ich sonst mit Essen verbringe. Auch das Planen, das Schreiben der Einkaufsliste, das Kochen und das Nachdenken über das Essen verbrauchen viel Zeit. Jetzt, wo die Gedanken zum Essen schweifen, meldet sich auch mein Hunger. Ich habe schon fast 24 Stunden nichts gegessen. Erstaunlicherweise fühle ich mich aber nicht schlapp, trotz der anstrengenden Wanderung heute Vormittag. Noch gute zwölf Stunden mehr, dann darf ich mein Fasten wieder brechen. Was möchte ich denn morgen überhaupt essen? Ich löffle Müsliflocken in eine Schüssel, rühre Wasser dazu und stelle sie in den Kühlschrank. Morgen kommen noch Joghurt und Obst hinein. Das wird ein köstliches Frühstück werden. Ich bin erstaunt, wie gut ich den ersten Tag ohne Essen überstanden habe. Doch wie sich herausstellen wird, wird mein 10:2-Experiment nicht so erfolgreich weiter verlaufen wie an diesem ersten Tag.

HUNGER UND ESSGELÜSTE

Am nächsten Tag darf ich wieder »normal« essen. Nachdem ich die morgendliche Runde mit meiner Hündin absolviert habe, hole ich meine eingeweichten Müsliflocken aus dem Kühlschrank. Ich mische Joghurt, eine klein geschnittene Orange und eine Banane dazu und verfeinere mein Frühstück mit Zimt und Kardamom. Ich bin – obwohl ich seit 36 Stunden nichts gegessen habe – zwar nicht hungrig, aber mein Appetit und die Lust zu essen sind groß. Es schmeckt einfach köstlich. Mittags mache ich mir Pellkartoffeln mit Salat und als Nachspeise esse ich ein Schälchen Nüsse. Ich habe die Möglichkeit zu kochen und bereite mir meine Speisen, so oft es geht, frisch zu. Wer im Büro sein Mittagessen einnimmt, muss trotzdem auf nichts verzichten. So könnte das Dressing für den Salat getrennt in einen Behälter eingepackt und erst vor dem Essen darüber geleert werden. Die Kartoffeln würde ich durch ein bis zwei Schnitten Vollkornbrot ersetzen und schon wäre auch diese Mahlzeit büro- und reisetauglich. Ich bin zwar satt, aber irgendwie verspüre ich noch Hunger. Oder Appetit. Oder sind es einfach nur Essgelüste? Heißt es nicht bei dieser 10:2-Methode, dass man essen darf, was man will? Ich will jetzt ein Stück Käse! Also hole ich mir ein Stück Brie aus dem Kühlschrank und esse es auf. Doch der Drang zu essen ist noch immer da. Ich gönne mir ein paar Nüsse und dann ein weiteres Stück Käse. In der Zwischenzeit bin ich nicht nur satt, sondern fühle mich richtig angegessen. Und meine Laune ist im Keller. Das ist doch wirklich verzwickt mit dem Hunger. Einen Tag gar nichts zu essen hat so gut funktioniert, aber jetzt ist mein Körper durcheinander. Er weiß vermutlich nicht, welche Signale er senden soll. Deshalb, so kommt es mir vor, sendet er alle auf einmal. Ich zwinge mich, mit dem Essen aufzuhören, und wende mich wieder meiner Schreibarbeit zu. Doch auch die abendliche Portion fällt größer aus. Ich esse zwar nur einen kleinen Salat, doch mit ihm verschwindet der restliche Brie in meinen Magen, dick aufgestrichen auf zwei große Scheiben Brot. Ich bin richtig froh, dass morgen wieder ein Fasttag ist.

Ich beschließe, an den Fastentagen Kaffee zu trinken. Doch außer zwei Schalen des Getränkes mit je einem Teelöffel Sahne nehme ich am nächsten Tag nichts zu mir. Dafür trinke ich viel. Ich gebe in eine Glaskaraffe einige Orangenscheiben und Minzblätter und fülle sie immer wieder mit kaltem, frischem Leitungswasser auf. Ich fühle mich auch recht wohl. Dass ich gestern zu viel gegessen habe, scheint mir mein Körper schon verziehen zu haben. Dem morgigen Esstag jedoch schaue ich mit gemischten Gefühlen entgegen. Doch dann verläuft er erstaunlicherweise ziemlich gut. Es gibt Obstsalat zum Frühstück, griechischen Salat mit Oliven und Schafkäse zum Mittagessen und in Mandelmilch eingeweichtes Müsli mit einer Banane zum Abendessen. Doch ich muss mich sehr disziplinieren, damit ich die Portionen nicht zu groß werden lasse.

Der nächste Tag ist wieder ein Fasttag und diesmal verläuft er nicht so gut. Ein langer, ruhiger Sonntag liegt vor mir, auf den ich mich schon die ganze Woche gefreut habe. Doch ich habe mir gestern Nachmittag beim Putzen meiner Wohnung einen Nerv eingeklemmt. Anfangs spüre ich nur ein leichtes Ziehen im Rücken, das jedoch während der Nacht stärker wird. Und so wache ich mit Schmerzen auf. Ich reibe meinen Rücken mit einer Salbe ein, was aber nicht wirklich Besserung bringt. Da ich heute den gesamten Tag nichts essen werde, möchte ich auch keine Schmerztablette nehmen. Und so versuche ich mit leichten Dehnungsübungen, den eingeklemmten Nerv wieder in seine richtige Position zu bringen. Doch der Tag ist im Einer. Ich kann mich nicht gut bewegen, geschweige denn Sport machen. Sogar das Liegen auf dem Sofa ist ungemütlich, und obwohl ich ein spannendes Buch zu lesen begonnen habe, kann ich mich nicht richtig konzentrieren. Meine Laune sinkt mit jeder Minute. Langeweile stellt sich ein und mit ihr kommt auch der Hunger, begleitet von einer leichten Übelkeit. Den Hunger spüre ich jedoch nicht nur körperlich, sondern auch emotional. Ich möchte gerne gegen die Schmerzen essen und gegen die Leere, die sich in mir und um mich herum breitmacht. Trotzdem schaffe ich es irgendwie, auch an diesem Tag nichts zu essen. Ich merke jedoch, dass ich nicht im Gleichgewicht bin. Ich bin unzufrieden. Mit mir und noch mehr mit dieser Methode des Fastens, die mir so gar nicht zusagt. Immerhin, ich habe schon sechs Tage hinter mich gebracht. Die nächsten vier Tage werde ich auch noch schaffen, nehme ich mir vor. Nachdem sich mein Rücken dank sanfter Yogaübungen und Salbe deutlich gebessert hat, bin ich wieder optimistisch.

Auch der nächste Esstag verläuft ohne Komplikationen. Ich esse normale Portionen und verkneife mir die Schokolade, auf die ich nach dem Abendessen Lust hätte. Doch irgendwie ist die Luft raus. Schon der Gedanke, dass ich am nächsten Tag wieder nichts essen darf, macht mich missmutig. Außerdem denke ich an meine Termine in den nächsten Tagen. Was ist, wenn ich an einem Fastentag unterwegs bin und mich der Hunger überfällt? Wenn ich ein Businessfrühstück habe? Wenn ich von Freunden zum Essen eingeladen werde? Soll ich dann absagen? Soll ich mich dazusetzen und Wasser bestellen? Das wird mir alles zu kompliziert und vor allem macht mich diese Art des Fastens unfrei. Auch die Joker-Tage, die es für diese Ausnahmen gibt, können mir das 10:2-Fasten nicht schmackhaft machen. Denn eines möchte ich nicht: mein Leben nach dem Essen ausrichten. Meine Gedanken laufen Amok, und je mehr ich über diese Methode nachdenke, desto mehr rebelliere ich dagegen. So kommt es, wie es kommen muss: Am achten Tag meines 10:2-Experimentes – ein Tag, an dem ich eigentlich fasten müsste – gebe ich dem Hunger nach, der sich um die Mittagszeit einstellt. Ich will einfach nicht mehr weitermachen. Ich will mich nicht mehr verbiegen und gegen meinen Hunger und meine Essgelüste ankämpfen.

Ich bin um eine Erfahrung reicher geworden. Diese Methode, sosehr sie auch von vielen Menschen mit viel Erfolg gelebt wird, ist nichts für mich, das habe ich herausgefunden. Aber einen Versuch war es wert, und wie meine Waage am nächsten Tag zeigt, war es doch nicht ganz umsonst. Ich bin um eineinhalb Kilo leichter geworden. Dafür habe ich mich aber ordentlich quälen müssen. Ein richtiger Erfolg ist es deshalb für mich nicht. Vorerst habe ich einmal genug von meinen Experimenten.

FASTEN AUF CHINESISCH

Ich habe einen Termin in der Stadt und nutze die Gelegenheit, danach bei meiner Freundin Tara vorbeizuschauen. Es ist schön, sie nach langer Zeit wiederzusehen und mit ihr zu plaudern. Ich habe ihr zwar schon erzählt, dass ich an einem neuen Buch schreibe, ihr aber noch nicht verraten, worum es geht.

»Ich schreibe über das Fasten, und zwar über die verschiedenen Formen des intermittierenden Fastens«, erkläre ich, als Tara neugierig danach fragt. »Vielleicht kannst du mir auch deine Meinung darüber sagen?«, bitte ich sie. Tara beschäftigt sich selbst schon lange Zeit mit Gesundheit und Ernährung, doch sie sieht alles aus einem etwas anderen Blickwinkel. Nämlich aus dem Blickwinkel der alten Chinesen, oder besser gesagt, aus der Sicht der traditionellen chinesischen Medizin (TCM). Deren Heilmethoden sind über 10.000 Jahre alt und oft konträr zu dem, was uns die westliche Medizin lehrt. Ich kenne mich in der TCM-Ernährung ganz und gar nicht aus, doch ich lausche immer interessiert, wenn Tara darüber spricht. Vor allem die Art, wie gekocht wird, finde ich spannend. Tara bietet neben Beratungen auch Kochkurse an und ich durfte selbst schon einige Male dabei sein. Alles, was Tara kocht, schmeckt köstlich und schmeichelt dem Magen. Bei ihr habe ich noch nie etwas gegessen, was mir nicht geschmeckt hätte, und ich habe ihr schon einige Rezepte zum Nachkochen abgeluchst.

»Vom Fasten halte ich nicht viel«, sagt Tara direkt und ehrlich zu mir. »Aus Sicht der TCM schwächt Fasten das Chi und ist Stress für den Körper.« Oje, das ist nicht gut für meinen Selbstversuch. Mein Chi – also meine Lebensenergie – möchte ich nicht zerstören. Ich habe durchaus vor, lange zu leben und bis ins hohe Alter aktiv zu sein. »Die Chinesen fasten auf eine andere Art und Weise«, führt Tara weiter aus. »In der TCM werden Getreidekuren empfohlen. Bei so einer Kur wird mehrere Tage nur Getreide gegessen, damit entgiftet man seinen Körper auf sanfte Weise und befreit ihn von Ballast. Ich selbst habe schon einige Male im Frühling eine Getreidekur gemacht, und zwar mit Grünkern. Danach konnte ich längere Zeit keinen Grünkern mehr sehen, aber ich habe mich danach sehr wohl gefühlt.«

Da hat die westliche Medizin einen ganz anderen Ansatz. Wem soll ich da nun glauben? Den Erfolgen einer

10.000 Jahre alten Heilmethode oder der Wissenschaft des 21. Jahrhunderts? Leichte Zweifel tauchen in mir auf, ob es wirklich so gut für meinem Körper ist, was ich da ausprobiere. »Aber ich bin gespannt auf dein neues Buch«, ermutigt mich Tara. »Du wirst sicher viele wertvolle Erfahrungen dabei machen.«

Wieder zu Hause angekommen, recherchiere ich über den Blick der Chinesen auf die westliche Methode des Fastens. Im Blog einer Ernährungsberaterin nach TCM finde ich viele Argumente, die gegen das intermittierende Fasten sprechen. Durch die unregelmäßigen Mahlzeiten wird – so schreibt sie – der Verdauungstrakt geschwächt. Das Übergehen des Hungergefühls wirkt sich nicht positiv auf Magen und Milz aus und gerade die sind die Quelle der Lebensenergie. Auch den Druck, auf die Uhrzeit und die Kalorien (wie es bei der 5:2-Methode der Fall ist) zu achten, findet sie nicht gut. Dadurch entsteht innerer Stress, der wiederum die Leber belastet. Damit kann das Vertrauen in die Körpersignale verloren gehen, wenn Hunger, Gusto und Appetit ständig ignoriert werden. Außerdem besteht die Gefahr, zu wenige Nährstoffe aufzunehmen, wenn man nur in einem begrenzten Zeitrahmen essen darf oder – so wie bei der 10:2-Methode – gar nichts zu sich nimmt. Weitere Aussagen bestätigen die Ansichten dieser Ernährungsberaterin. Ein längerer Verzicht auf Nahrung ist zu extrem und in der TCM werden Extreme nicht unterstützt, da sie das Chi schwächen.

Hier treffen zwei Gegensätze aufeinander: Die chinesische Heilslehre und die westliche Medizin haben bezüglich des Fastens völlig konträre Meinungen. Wie passt das zusammen? Eigentlich gar nicht. Haben vielleicht beide Ansätze ihre Gültigkeit? Mit einer Getreidekur möchte ich deshalb trotzdem nicht beginnen. Ich werde mich wieder dem intermittierenden Fasten zuwenden. Doch ein erster Zweifel hat sich nun in meine Gedanken eingeschlichen. Soll ich wirklich weitermachen mit meinem Fastenexperiment? Am Abend setze ich mich mit einer Tasse Tee auf die Couch und überlege lange und intensiv. Bis jetzt war ich in meinen Versuchen des intermittierenden Fastens nicht gerade erfolgreich. Doch aufgeben kommt nicht in Frage, habe ich doch erst zwei Formen ausprobiert. Vielleicht sollte ich länger bei einer Methode bleiben? Ursprünglich hatte ich geplant, im Mai mit der 5:2-Methode zu experimentieren. Doch das werde ich auf den Juni verschieben. Ich nehme mir den nächsten Monat Zeit, um mich inhaltlich noch mehr mit dem Thema des Fastens und des Essens auseinanderzusetzen. Auf meinem Schreibtisch stapeln sich einige Bücher, die darauf warten, gelesen zu werden. So kann ich weiter Informationen sammeln, um diese später dann praktisch umzusetzen. Für den Moment möchte ich das Fasten etwas auf die Seite schieben. Ich brauche eindeutig eine Fastenpause!

HART ERKÄMPFT – DAS 10:2-FASTEN IN DER PRAXIS

Ein paar Tage später ruft mich Tara an. »Du solltest mit Markus reden«, sagt sie, nachdem wir ein bisschen geplaudert haben. »Er macht gerade eine Form des Intervallfastens und wird sicher gern mit dir über seine Erfahrungen sprechen.« Das ist eine gute Idee! Endlich kann ich mich mit jemandem austauschen, der offensichtlich etwas erfolgreicher beim Fasten ist als ich. Markus ist der jüngere Cousin meiner Freundin, den ich schon längere Zeit kenne. Er ist fixer Teilnehmer unseres jährlichen Kekse-Backtages im Dezember bei Tara, wo wir den ganzen Tag nichts anderes tun, als mit großem Eifer verschiedene Kekssorten zu backen, um diese dann auch alle zu verkosten. Der Kekse-Backtag ist für mich immer ein vorweihnachtliches Highlight, an dem wir alle viel Spaß miteinander haben.

Ich schreibe gleich eine E-Mail an Markus und vereinbare mit ihm ein Telefonat für die kommende Woche. Ich kenne Markus als klugen und feinfühligen Menschen, mit dem man interessante Gespräche führen, aber auch viel lachen kann. Er ist Anfang dreißig und arbeitet als Programmierer in einem internationalen Konzern. Als ich zur vereinbarten Zeit anrufe, hebt er sofort ab. Wir sind gleich mitten im Thema, denn Markus beginnt mit Neuigkeiten. »Ich habe Anfang dieser Woche mit dem Fasten wieder aufgehört. Ganze viereinhalb Monate habe ich durchgehalten und dabei 14 Kilo abgenommen. Dies ist eigentlich schon mein zweiter Versuch. Ich habe vor ungefähr sechs Jahren das erste Mal das intermittierende Fasten ausprobiert, und zwar die 10:2-Methode. Damals wurde sie gerade durch Bernhard Ludwig bekannt. Doch lass mich dir alles von Anfang an erzählen, damit du ein besseres Bild davon bekommst.«

Und so erfahre ich seine Geschichte. Markus war schon als Kind nicht gerade zierlich und auch als Jugendlicher hatte er immer ein paar Kilos zu viel. Sport war ihm zu anstrengend, er verbrachte seine Zeit lieber damit zu lesen. Dabei gab es auch den einen oder anderen Leckerbissen, wenn er es sich auf der Couch gemütlich machte. Als er dann mit 25 Jahren bei einer Größe von 1,78 Zentimetern 115 Kilo wog, zog er die Bremse. So kann es nicht weitergehen, dachte er. Etwas muss passieren! Wohl fühlte er sich schon lange nicht mehr, doch die Zahl auf der Waage war der ausschlaggebende Punkt, sich ernsthafte Gedanken über sein Gewicht zu machen.

Markus hatte noch nie eine Diät gemacht und wollte es so auch beibehalten. In seinen Augen waren Diäten zeitintensiv und umständlich. Von Natur aus bequem, wollte er nicht zu viel Extraaufwand betreiben. Es musste noch etwas anderes geben, das seinem Lebensstil entgegenkam. Dann las er von der 10:2-Methode und war begeistert. Diese Methode der Gewichtsabnahme entsprach genau seinen Vorstellungen. Motiviert von den vielen positiven Berichten in den Medien begann er mit dem Teilzeitfasten. Einen Tag aß er, am nächsten Tag pausierte er. Die ersten Tage waren sehr hart für ihn. Markus litt an Kopfschmerzen und hatte immer wieder mit Hunger an den Fastentagen zu kämpfen. Doch er hielt durch und nach zwei Wochen wurde es besser. Auch die ersten Kilos purzelten, was ihn motivierte dranzubleiben. An den Fastentagen trainierte er abends immer rund 45 Minuten auf dem Crosstrainer, während er sich eine Fernsehserie ansah. Nach viereinhalb Monaten hatte er 23 Kilo abgenommen. Endlich wog er wieder unter 100 Kilo, das war ihm die Anstrengung wert. Denn leicht fiel ihm dieser neue Lebensstil noch immer nicht. Vor allem, wenn Langeweile aufkam, kämpfte er gegen das Verlangen, etwas zu essen. Deshalb versuchte er, sich an den Tagen, an denen er nichts aß, so gut es ging abzulenken.

»Doch dann erreichte ich ein Gewichtsplateau«, führte Martin weiter aus. »Ich nahm nichts mehr ab, es war gerade so, als wollte mein Körper kein einziges Gramm mehr hergeben. Obwohl ich weiter jeden zweiten Tag fastete und Sport betrieb, die Zahl auf der Waage änderte sich nicht mehr. Damit verschwand auch meine Motivation, die 10:2-Methode weiter durchzuhalten. Wozu mich quälen, wenn ich keine Erfolge mehr sah? Nach über einem halben Jahr gab ich dann auf.«

Markus konnte zuerst sein neues Gewicht eine Zeit lang gut halten, sogar ohne Jo-Jo-Effekt. Doch mit den Jahren schlichen sich die Kilos fast unbemerkt wieder zurück. Diesen Frühling – fünfeinhalb Jahre nachdem er mit dem Fasten aufgehört hatte – war Markus seinem damaligen Höchstgewicht wieder ziemlich nahe. Nur mehr drei Kilos fehlten.

Wenn intermittierendes Fasten einmal funktioniert hat, wird es auch wieder funktionieren, dachte Markus und ließ sich wieder auf das Fasten ein. Doch diesmal fastete er nicht nach der 10:2-Methode, sondern immer montags, mittwochs und freitags. Es fiel ihm viel leichter, nichts zu essen, wenn er arbeitete. An den Wochenenden aß er normal. Mit dem Sport war er nicht so diszipliniert wie beim letzten Mal. Hin und wieder ging er laufen, doch lange nicht so oft, wie er geplant hatte. Dieses Mal erreichte er schon nach drei Monaten mit 98 Kilo ein Gewichtsplateau. Die Waage stand wieder still und statt des Gewichts wurde die Motivation weniger. Und so wie bei seinem ersten Versuch hörte er mit dem Fasten auf.

Für Markus ist es die richtige Entscheidung und er ist erleichtert, denn der Kampf hat sich durchaus gelohnt. Er wiegt nach seinem zweiten Fastenversuch wieder unter 100 Kilo und möchte dieses Gewicht vorerst einmal halten. »Ich habe in der Zeit des Fastens gelernt, bewusster und langsamer zu essen. Auch mein Hunger ist kleiner geworden und ich bin schneller satt. Mir ist wichtiger geworden, was ich esse, und ich habe Appetit auf gesündere Kost. Ich kann mein Essen mehr genießen und schlinge nicht mehr jeden Bissen hinunter. Diese verstärkte Bewusstheit dem Essen gegenüber werde ich beibehalten.« Markus ist guter Dinge. »Ich esse jetzt wieder jeden Tag, doch mit einer anderen Einstellung. Vielleicht kann ich damit langsam und ohne Quälerei noch ein bisschen weiter abnehmen.«

Ich gratuliere Markus zu seinem Erfolg. Auch wenn er mit dem intermittierenden Fasten aufgehört hat, ist er doch auf einem guten Weg. Ich bedanke mich bei ihm, dass er seine Erfahrungen mit mir geteilt hat. »Wir sehen uns beim Kekse-Backtag im Dezember. Da wissen wir dann, wie es weitergegangen ist.« Wir verabschieden uns und ich lasse das Gespräch etwas nachwirken. Intermittierendes Fasten funktioniert für eine gewisse Zeit wirklich gut, um sein

Gewicht zu reduzieren. Aber es ist auch hart. Gibt es tatsächlich Menschen, die diese Form des Essens als Lebensstil praktizieren, ohne dass es für sie zu mühsam wird? Ich zweifle mehr und mehr daran.

DIE KRIEGER-DIÄT – WAHRHAFT KÄMPFERISCH

Bevor jedoch der Zweifel über diese Art des Fastens in mir noch größer wird, mache ich weiter mit meiner Recherche. Als Nächste werde ich die Krieger-Diät, auch bekannt als Warrior-Diät, genau unter die Lupe nehmen. Der Name Diät trügt, denn auch die Krieger-Diät ist eine Methode des Fastens, die ein Leben lang praktiziert werden kann. Werden Diäten nur kurzfristig und zur Gewichtsreduktion eingesetzt, ist Fasten Teil eines Lebensstils und dient vorrangig der Gesunderhaltung. Dass sich jedoch beim Fasten die Diätmentalität einschleichen kann, davon werde ich später genauer berichten.

Diese Fastenform unterliegt einem 23:1-Rhythmus. Dabei wird 23 Stunden gefastet, um dann die einzige Mahlzeit des Tages in dieser einen Stunde einzunehmen. Während des Fastenfensters herrscht jedoch nicht gänzliches Essverbot, sondern es darf eine Kleinigkeit gegessen werden. Eine Modifikation der Krieger-Diät, die sich später aus dem Original entwickelt hat, schlägt vor, 20 Stunden lang gar nichts zu essen, und dann in einem Zeitfenster von vier Stunden seine Mahlzeit und ein paar kleine Snacks einzunehmen. Diese Form ist bekannt unter dem Namen 20:4-Fasten.

Die ursprüngliche Krieger-Diät wurde 2011 von Ori Hofmekler kreiert – ein Visionär, der seiner Zeit voraus ist, wie auf der Website nachzulesen ist. Sie ist vor allem bei Bodybuildern und Fitnessliebhabern, die einen durchtrainierten Körper inklusive gut sichtbarem Sixpack haben möchten, beliebt. Bei dieser Fastenform werden, Hofmekler zufolge, unsere tiefsitzenden Instinkte angesprochen – der Krieger und die Kriegerin in uns. Die Krieger-Diät ist an die Lebensweise unserer Ahnen angelehnt, die den ganzen Tag unterwegs waren, um ihre Beute zu jagen. Dabei hatten sie natürlich keine Zeit, um sich hinzusetzen und gemütlich zu essen. Auch mussten sie immer wachsam sein und bereit, große Strecken zu laufen. Das funktioniert viel besser, wenn man hungrig ist, denn dann ist man imstande, größere Leistungen zu vollbringen. Wer mit einem vollen Bauch auf die Jagd geht, kann schnell vom Feind entdeckt und gefressen werden.

Das Konzept sieht so aus, dass tagsüber nur leichte Snacks in Form von Obst mit niedrigem glykämischen Index oder frisch gepressten Säften zu sich genommen werden. Am Nachmittag darf es auch eine kleine Portion Nüsse sein oder ein kleiner Proteinhappen wie ein Ei, Joghurt oder Kefir. Tagsüber wird gehungert, doch am Abend steht ein großes Festmahl auf dem Programm. Dabei kann man sich so richtig satt essen. Laut Hofmekler, dem Vater aller Krieger, ist dies keine Diät, bei der man schnell ein paar Kilos verlieren kann, sondern eine Ernährungsweise, die das ganze Leben lang beibehalten werden kann. Für ihn ist die Idee »Frühstücken wie ein Kaiser und Abendessen wie ein Bettler« eine veraltete Idee der Ernährungswissenschaft. Denn ein großes Frühstück lässt uns müde und lethargisch werden. Wer jedoch tagsüber hungert, kommt mit viel mehr Klarheit und Konzentration über den Tag. Außerdem wird durch das lange Fasten die Fettverbrennung angekurbelt.

Ich kenne niemandem, der die Krieger-Diät in seiner Ursprungsform einmal ausprobiert hat oder der sie gerade durchführt. Doch in Videos und auf Blogs im Internet entdecke ich, dass viele, die von der Krieger-Diät sprechen, eigentlich das 20:4-Fasten meinen. Auch der Begriff »one meal a day«, kurz OMAD genannt, wird als Synonym für die Krieger-Diät verwendet. Dabei wird, wie der Name schon sagt, nur eine Mahlzeit am Tag gegessen, ohne irgendwelche andere Zwischenmahlzeiten, und seien diese auch noch so klein. Die einzige Mahlzeit am Tag kann – im Gegensatz zur Krieger-Diät, wo abends gegessen wird – zu jeder Tageszeit erfolgen. Es herrscht eine gewisse Verwirrung rund um die Krieger-Diät bei all diesen Definitionen und verschiedenen Abänderungen. Die Krieger-Diät von Ori Hofmekler ist definitiv sehr spezifisch. Um den komplexen Hofmekler-Lifestyle und die Philosophie, die dahinterliegt, zu verstehen, kommt man um das Lesen seiner Bücher nicht herum.

Ob nun die original Krieger-Diät, das 20:4-Fasten oder OMAD, es gibt für jede Fastenform entsprechende Erfahrungsberichte im Netz. Viel wird erzählt und kommentiert und beim Zuhören und Lesen bemerke ich immer wieder, wie schnell sich eine Fehlinformation verbreitet und wie häufig es zu Missinterpretationen kommt. Durchtrainierte, fitte Menschen, die aussehen, als würden sie vom Cover eines Fitnessmagazins stammen, teilen ihre Erfolge. Sie sind von ihrem Lifestyle überzeugt. Nur einmal am Tag zu essen oder nur in einem Zeitraum von vier Stunden, scheint zu funktionieren. Was mir jedoch auffällt, ist, dass vorwiegend Männer diese Form des intermittierenden Fastens praktizieren. Frauen hingegen gibt es kaum.

Studien zufolge ist aufgrund der unterschiedlichen hormonellen Situation das Einhalten von zu langen Fastenzeiten bei Frauen nicht empfehlenswert. Frauen halten Hunger schwerer aus, auch können sie Schlafstörungen und hormonell bedingten Haarausfall entwickeln, wenn sie zu lange nichts essen. Ein weiblicher Körper ist von der Biologie her dafür gemacht, bis etwa Mitte 40 Kinder zu gebären. Dadurch haben Frauen einen anderen hormonellen Zyklus als

Männer. Ihr Körper ist immer darauf bedacht, genügend Reserven und Energie zu haben, um für einen möglichen Fötus gerüstet zu sein. Durch das Fasten kommt es leicht zu hormonellen Schwankungen bis hin zum Ausbleiben der Periode und einer möglichen Unfruchtbarkeit. Doch Medizin und Wissenschaft stecken – was die diversen Fastenformen betrifft – in den Kinderschuhen. Es gibt so gut wie keine langfristig angelegte wissenschaftliche Studie, die sich mit den genauen physiologischen Auswirkungen des Fastens beschäftigt. Und so kann es von Experten zu unterschiedlichen Ansätzen und Meinungen kommen. Außerdem macht jeder, der eine Fastenform ausprobiert, andere Erfahrungen. Denn nicht nur unser Körper reagiert auf seine einzigartige Weise, die mentale Einstellung ist ebenso wichtig. Trotzdem scheint die Krieger-Diät eher etwas für hartgesottene Kerle zu sein, die an diesem Lebenskonzept Gefallen finden.

Ich finde die Warrior-Diät sowohl in ihrer Ursprungsform als auch in ihren daraus entstandenen Formen eindeutig zu rigide. Selbst wenn sich nach einigen Tag der Körper anpasst und das Hungergefühl weniger wird, mich nur einmal am Tag satt essen zu können, würde mich nicht nur in ein körperliches, sondern auch in ein psychisches Ungleichgewicht bringen. Ich entschließe mich also aufgrund meiner intensiven Beschäftigung mit den Grundlagen der Warrior-Diät, diese nicht auszuprobieren. Der Misserfolg beim 10:2-Fasten reicht mir.

KETOGEN ESSEN – WAS HAT DAS MIT FASTEN ZU TUN?

Ein Begriff, der im Zusammenhang mit Fasten häufig erwähnt wird, jedoch vielen von uns nicht ganz klar ist oder falsch verstanden wird, ist »Ketose«. Was heißt das nun genau, wenn jemand sagt: »Mein Körper ist in einem Zustand der Ketose« oder »Ich ernähre mich ketogen«? Und was hat eine ketogene Ernährung überhaupt mit Fasten oder einer Low-Carb-Ernährung zu tun?

Eine Ketose (auch Ketolyse genannt) ist nichts anderes als ein Stoffwechselzustand, bei dem im Blut und im Extrazellulärraum des Körpers eine erhöhte Konzentration von Ketonkörpern zu finden ist. Woher kommen diese Ketonkörper? Sie entstehen bei der Fettverbrennung. Wenn der Körper nicht genügend Energie (sprich Glukose) zur Verfügung hat, muss er seine Fettspeicher anzapfen, um sich dort die Energie zu holen. Ein ausgeklügeltes System von Mutter Natur, denn damit ist garantiert, dass wir für längere Zeit auch ohne Essen auskommen. Vereinfacht ausgedrückt werden dabei in einem Vorgang, der sich Ketogenese nennt, die Fettsäuren der Fettmoleküle in der Leber aufgespalten und Ketone gebildet. Es gibt drei verschiedene Formen von Ketonmolekülen: Beta-Hydroxybutyrat, Acetoacetat und Aceton. Aceton wird über die Atemluft abgeatmet, die anderen beiden Ketonkörper dienen als Energiequelle für unseren Körper. Ketonkörper sind wasserlöslich und können daher besonders gut durch das Blut transportiert werden. Auch können sie die Blut-Hirn-Schranke passieren und werden so ins Gehirn aufgenommen, wo sie Energie liefern. Dies ist wichtig für unser Gehirn, das ansonsten mit Glukose versorgt wird. Ketone sorgen für klares Denken und eine hohe Konzentrationsfähigkeit. Wer fastet oder sehr wenige Kohlenhydrate isst, braucht also nicht zu befürchten, dass das Gehirn und seine Denkfähigkeit darunter leiden. Eine Ketose ist also harmlos, darf jedoch nicht verwechselt werden mit der Ketoazidose. Bei dieser ist der Ketonspiegel im Blut krankhaft erhöht, es kommt zu einem Absinken des pH-Wertes und damit zu gesundheitlichen Folgeschäden wie Herzrhythmusstörungen. Diese Ketoazidose tritt jedoch weder beim Fasten noch bei einer ketogenen Ernährung ein, sondern unter anderem bei Diabetes vom Typ 1 oder bei Alkoholismus. Sie muss rasch behandelt werden, da sie lebensbedrohlich ist.

Das Ziel der ketogenen Ernährung ist, seinen Körper so anzupassen, dass er anstelle von Glukose lieber das Fett verbrennt. Sie ist sehr fettreich, aber arm an Kohlenhydraten, damit auf den Fettstoffwechsel umgestellt wird. Der Körper kommt dadurch – obwohl er genug Kalorien aufnimmt – in eine Art Hungerstoffwechsel. In der Leber werden vermehrt Ketone gebildet, die nun als primäre Energiequelle dienen.

Interessanterweise war diese Form der Ernährung vorerst nicht die Diät der Stunde bei Diätwilligen und Sportlern, sondern sie wurde ursprünglich und wird auch nach wie vor erfolgreich als Zusatztherapie bei Epilepsie im Kinder- und Jugendalter sowie bei der Behandlung von Alzheimer eingesetzt.

Die zurzeit sehr populäre Low-Carb-Diät ist also nichts anderes als eine ketogene Ernährung und soll viele Vorteile haben. Zuerst bleibt durch die geringe Aufnahme von Kohlenhydraten der Insulinspiegel konstant niedrig. Dadurch entstehen sowohl weniger Heißhunger als auch ein erhöhtes Gefühl von Sattheit. Außerdem wird von einer besseren Ausdauerleistung bei Sport sowie von weniger Konzentrationsschwankungen berichtet. Auch das Hautbild kann sich verbessern und das Wohlbefinden wird gesteigert. Wesentlich für viele ist, dass man damit rasch seine überschüssigen Pfunde verlieren kann, ohne zu hungern. Doch ketogen zu essen ist nichts für schwache Nerven. Denn die Zufuhr von

Kohlenhydraten wird auf rund 30 Gramm pro Tag eingeschränkt. Damit hätte man die erlaubte Menge mit einem mittleren Apfel bereits gedeckt. Obst ist also tabu, höchstens Beeren können hin und wieder den Speiseplan bereichern.

Wer jedoch denkt, dass ketogone Kost eiweißreich ist, der irrt. Denn gerade einmal 15 bis 20 Prozent des Gesamtenergiebedarfes sollen mit Eiweiß gedeckt werden. Bleibt also nur noch das Fett übrig. Avocados, fetter Seefisch, Fleisch und Speck, Nüsse, Kokosöl und reichlich Olivenöl für den Salat wären einige Beispiele für fettreiche Lebensmittel. Nudeln, Reis, Brot, Müsli, Kartoffeln und andere stärkehaltige Lebensmittel sind gestrichen, natürlich alle Süßigkeiten, aber auch frisch gepresste Obst- und Gemüsesäfte, da diese zu viel Zucker enthalten. Wer sich auf so eine Ernährungsweise einlässt, muss deshalb auf einiges verzichten. Ich weiß nicht, ob ich eine Low-carb-Ernährung durchhalten könnte. Denn ich liebe Obst und es vergeht kein Tag, an dem ich nicht mindestens einen Apfel esse.

Was hat nun die ketogene Ernährungsform mit dem Fasten zu tun?

Auch beim Fasten wird (bedingt durch längere Perioden des Nicht-Essens) der Fettstoffwechsel aktiviert und vorwiegend Fett verbrannt. Jedoch nicht das Fett aus der Nahrung, das wir bei der ketogenen Ernährung zu uns nehmen, sondern das Fett aus unseren eigenen Reserven. Also unser Hüftgold und der Bauchspeck, aber auch das Fett, das wir nicht auf den ersten Blick sehen. Die Rede ist vom viszeralen Fett, das ist Fett, das sich in der Bauchhöhle ansammelt. Es lagert sich um die Organe und wir können es weder sehen noch fühlen oder anfassen. Aber es ist stoffwechselaktiv. Das bedeutet, dass es rund 200 Botenstoffe und Entzündungsmoleküle enthält, die auf wichtige Hormone unseres Körpers Einfluss haben. Der Einfluss ist leider meist ungünstig. Denn so können zum Beispiel Fettsäuren ins Blut gelangen und dort verbleiben, weil sie nicht von den Zellen verwertet werden können. Dadurch steigert sich das Risiko von Stoffwechselerkrankungen und Gefäßablagerungen. Fasten ist also ein toller Weg, um vom eigenen Fett – das wir nicht brauchen – zu knabbern.

Sowohl bei der ketogenen Ernährung als auch beim Fasten stellt sich unser Körper auf den Fettstoffwechsel um. Wer diese beiden Ernährungsweisen noch dazu miteinander kombiniert, also fastet und sich gleichzeitig ketogen ernährt, erhält einen Turbo-Effekt. Das bedeutet aber gleichzeitig doppelter Verzicht: auf Kohlenhydrate und auf den Snack am Abend. Das wäre dann für mich eindeutig zu strikt. Ich möchte weder die ketogene Ernährungsweise versuchen (ich liebe ja Obst), geschweige denn, sie mit dem Fasten kombinieren.

Wie man durch intermittierendes Fasten vom üblichen Kohlenhydratstoffwechsel auf den Zuckerstoffwechsel umstellt, beschreibe ich in einem der nächsten Kapitel. Doch zuerst möchte ich mich mit einem bestimmten Getränk beschäftigen, über dessen Namen ich ständig stolpere und das meine Neugierde geweckt hat. Es ist ein angeblicher Wundertrank, der bei Keto- und Fastenliebhabern gerade sehr im Trend liegt: der »Bulletproof Coffee«.

DER KUGELSICHERE KAFFEE

Wer sich mit dem Thema Fasten beschäftigt, kommt nicht an diesem angeblichen Zaubergetränk vorbei. Und weil ich immer alles ausprobiere, bevor ich davon schreibe, steht beim heutigen Frühstück der Bulletproof Coffee – der kugelsichere Kaffee – auf dem Speiseplan.

Der Erfinder dieser angeblichen Wunderwaffe ist der US-Amerikaner Dave Asprey, der sich mit der Gründung seines Unternehmens »Bulletproof« der Optimierung des menschlichen Körpers verschrieben hat. Ein bekennender »Biohacker«, wie er selbst auf seiner Website schreibt. Ich bin schon ein paarmal auf den Begriff Biohacking gestoßen, habe mich aber noch nicht damit beschäftigt, was das überhaupt bedeutet. Es geht beim Biohacking im Wesentlichen darum, die eigene Biologie, also den eigenen Körper, zu »hacken«, um seine Funktionsweise von Grund auf zu verstehen und ihn dann entsprechend zu optimieren, damit man anschließend die bestmögliche Version seiner selbst sein kann.

Die persönlichen Ziele der Biohacker sind unterschiedlich. Für manche ist es der Wunsch nach einem besseren Lebensgefühl, andere streben nach sportlichen Höchstleistungen, besserer Konzentration sowie mehr Willensstärke und Produktivität. Es geht sogar so weit, dass Mikrochips unter die Haut gepflanzt werden, die verschiedene Aufgaben, wie das Haus aufsperren oder die Rechnung im Restaurant bezahlen, übernehmen sollen.

Dieses Zukunftsszenario ist zwar in einer gewissen Weise faszinierend, kommt mir aber doch etwas gruselig vor und ich reiße mich wieder von diesem Thema los. Eigentlich wollte ich nur etwas über den kugelsicheren Kaffee herausfinden. Die Idee des Bulletproof Coffee entstand bei Asprey während einer Reise nach Tibet, wo er den dortigen traditionellen Tee verkostete. Dieser Tee wird mit gesalzener Yakbutter – gewonnen aus der Milch einer Rinderart – hergestellt und ist so nahrhaft, dass er dort sogar anstelle einer Mahlzeit getrunken wird. Zu Hause angekommen, experimentierte Asprey mit dieser Idee, bis er den Bulletproof Coffee kreiert hatte. Anfangs etwas skeptisch betrachtet, entwickelte sich dieser fetthaltige Kaffee jedoch bald zu einem Szene-Getränk mit einer angeblich phänomenalen Wirkung. Er soll die Konzentration erhöhen, das Hungergefühl vertreiben und fit machen. Und weil das alles auch ein Riesengeschäft ist, gibt es natürlich alle Zutaten für dieses Getränk im Onlineshop von Bulletproof zu kaufen. Zusätzlich noch diverse Proteinpulver, Proteinriegel und Nahrungsergänzungsmittel, die alles enthalten, was der moderne Biohacker so braucht.

Ich habe fast mehr Informationen gesammelt, als mir lieb ist. Jetzt wird es aber Zeit, mit meinem Kaffeeexperiment zu starten. Der Original Bulletproof Coffee wird mit der eigenen Bulletproof-Kaffeemarke hergestellt, ist toxinfrei, zertifiziert und in höchster Bioqualität.

Dazu kommen zwei Esslöffel Butter– aber nur von Kühen aus Weidehaltung. Und als dritte Zutat wird ein Esslöffel »brain octane oil« in den Kaffee dazugegeben. Dieses Öl ist laut Asprey achtzehnmal wirksamer als Kokosöl und vor allem für die mentale Klarheit wichtig. Es gibt sogar ein Video im Netz, in dem Asprey den Kaffee selbst herstellt. Für mich ist es faszinierend, wie dieser Mann aus einer Idee ein riesiges Unternehmen geschaffen hat und wie leidenschaftlich er hinter seinem Konzept und seinen Produkten steht. Trotzdem bin ich skeptisch. Natürlich habe ich kein Oktanöl in meinem Vorratsschrank und auch nur normalen Kaffee. Im Fastenbuch des Arztes Jason Fung finde ich ein etwas abgeändertes Rezept, das mich anspricht. Dazu brauche ich eine Tasse Filterkaffee und je einen Esslöffel Kokosöl, Butter und Sahne. Ich gebe alle Zutaten in einen elektrischen Mixbecher und schalte ihn ein. Dabei habe ich nicht bedacht, dass der Mixbecher ziemlich klein ist und ich darin bis jetzt immer nur Obst püriert habe. Schon spritzt der flüssige Inhalt über den Deckel aus dem Becher und bekleckert rundherum alles mit der bräunlichen Flüssigkeit. Dieser Kaffee hat aber ziemlich viel Power, denke ich und schmunzle. Da muss wohl der Mixstab her. Ich schäume damit die Reste des Kaffees auf und leere ihn in meine Kaffeetasse. Gespannt koste ich meinen ersten selbstgemachten kugelsicheren Kaffee. Der erste Schluck ist etwas gewöhnungsbedürftig. Doch schon beim zweiten Schluck finde ich Gefallen daran. Der Kaffee schmeckt cremig und vollmundig. Logisch, bei dem vielen Fett, das darin ist. Ich bin den gesamten Vormittag über satt und brauche auch zum Mittagessen nur eine kleine Portion. Der Kaffee hat es wirklich in sich und es ist sicher nicht das letzte Mal, das ich ihn mir gemixt habe. Doch mein Frühstück werde ich in Zukunft nicht damit ersetzen. Ein bunter Obstteller ist mir nach wie vor viel lieber.

Dieser kugelsichere Kaffee hat viele Fans gewonnen. Angeblich soll dieses Zaubergetränk nicht nur die Pfunde schmelzen lassen, sondern auch den Körper dabei unterstützen, von der Zuckerverbrennung auf die Fettverbrennung umzusteigen. Es gibt aber durchaus kritische Stimmen, die nicht an die Wirkung des zum Wundergetränk ernannten Kaffees glauben. Interessanterweise kommt Kritik auch von Ori Hofmekler, dem Erfinder der Krieger-Diät.

Ich habe für heute genug von Kaffee und Biohacking. Es ist Zeit für einen Realitätscheck. Das Leben besteht nicht nur aus Essen und Fasten und Optimierung seines Körpers. Ich glaube, ich mache einen Spaziergang mit meiner Hündin Julie und genieße den warmen Sommerabend. Ganz ohne Gedanken, wie viele Kalorien ich dabei verbrennen könnte und wie positiv sich das Spazierengehen auf mein Herz-Kreislauf-System auswirkt.

FETT VERBRENNEN LEICHT GEMACHT – SO GEHT DAS FETT WEG

Bevor ich mit meinem Fastenexperiment weitermache und mit der 5:2-Methode starte, möchte ich ausführlich erklären, wie die Zucker- und Fettverbrennung im Körper abläuft.

»Dicke Menschen essen zu viel und bewegen sich zu wenig. Die sollten einfach ihre Kalorienaufnahme einschränken und mehr Sport machen!« Solche und ähnliche Aussagen hört man immer wieder. Abgesehen davon, dass solche Bemerkungen für Betroffene sehr kränkend sein können, trifft die Aussage auch nur auf einen Teil der Menschen zu. Es ist wissenschaftlich schon seit längerer Zeit widerlegt, dass es nur um Kalorien geht, trotzdem ist dieser Glaube nach wie vor in unseren Köpfen verankert. Wir glauben, wenn wir einen Schokoriegel mit 200 Kilokalorien essen, dann müssen wir eine halbe Stunde joggen, um ihn wieder zu verbrennen. Oder, wer viel isst und sich viel bewegt, gleicht sein Kalorienkonto wieder aus und wird nicht zunehmen. Wer sich hingegen wenig bewegt, der sollte auch nicht viel essen. So waren bis jetzt die Überlegungen. Doch die Physiologie unseres Körpers ist wesentlich komplexer!

Wir können uns dieses veraltete Modell folgendermaßen vorstellen: Alle Kalorien, die wir durch Essen und Trinken aufnehmen, werden in einem Waschbecken gesammelt. Die Menge an Energie, die wir für unseren Grundumsatz brauchen (wie für Atmung und Verdauung), werden – so wie Wasser – durch den Ausguss abgeleitet. Auch Sport und Bewegung lassen die Kalorien im Waschbecken abfließen. Das Waschbecken symbolisiert also unseren Energiespeicher. Brauchen wir Energie, greift unser Körper darauf zu. Bei diesem Modell wird jedoch nicht berücksichtigt, dass die Energie, die wir in Form von Kalorien aufnehmen, auf zwei verschiedene Arten gespeichert wird: entweder als Glykogen oder als Körperfett.

Die Hauptnahrungsbestandteile unseres Essens sind Kohlenhydrate, Proteine und Fette. Essen wir zum Beispiel eine Portion Chili con Carne, befinden sich – vereinfacht ausgedrückt – Kohlenhydrate und Proteine in den Bohnen, Proteine und Fette im Fleisch. Die Kohlenhydrate und das Fett, das der Körper nicht sofort benötigt, werden für eine spätere Verwendung gespeichert. Die Kohlenhydrate als Glykogen (ein Vielfachzucker, der aus vielen Glucosemolekülen aufgebaut ist) in der Leber und in der Muskulatur, das Fett wird zu den Fettspeichern im Körper geschickt. Für Proteine gibt es keinen eigenen Speicher, sie werden für den Um- und Aufbau von körpereigenen Stoffen verwendet. Sind diese trotzdem in Überschuss vorhanden – nach dem Genuss eines großen Steaks etwa –, werden sie in einem komplexen Prozess in Glukose umgewandelt und genauso wie die Kohlenhydrate als Glykogen in der Leber gespeichert. Die Kapazität zur Speicherung von Glykogen ist jedoch beschränkt. Das Glykogen in der Muskulatur kann bis zu 250 Gramm betragen und wird zur Energiegewinnung verwendet, sobald der Muskel beansprucht wird. In der Leber werden etwa 150 Gramm Glykogen gespeichert. Dieses hat die Funktion, den Blutzuckerspiegel aufrechtzuerhalten. Sind die Speicher voll, wird die Glukose in Fett umgewandelt und als Körperfett gespeichert.

Unser Körper hat also nicht nur einen Energiespeicher, wie im alten Modell als Waschbecken bildlich veranschaulicht, sondern zwei – einen Glykogenspeicher und einen Fettspeicher. Dieses neue Modell könnten wir uns folgendermaßen vorstellen: Unser Glykogenspeicher ist wie der Kühlschrank, den wir in der Küche stehen haben. Darin sind die Lebensmittel, die wir ständig brauchen, und es macht uns keine Mühe, auf sie zuzugreifen. Wir gehen ein paar Schritte, machen die Kühlschranktür auf und nehmen die

Butter, die Karotten oder das vorbereitete Abendessen heraus. Was wir nicht mehr brauchen, stellen wir wieder in den Kühlschrank zurück. Doch in unserem Kühlschrank ist nicht unendlich viel Platz. Deshalb haben wir im Keller eine Gefriertruhe. Dort lagern wir die Tiefkühlpizza, die Fischstäbchen und die Himbeeren für die Torte, die wir nächste Woche backen wollen. Unser Fettspeicher ist wie diese Gefriertruhe. Dieser Speicher ist für die längerfristige Lagerung gedacht, denn dort ist wesentlich mehr Platz. Doch es erfordert auch mehr Aufwand, um dort hinzukommen. Ist der Kühlschrank – also unser Glykogenspeicher – voll, müssen etwas von unserem Essen in der Tiefkühltruhe – in unserem Fettspeicher – lagern.

Wenn unser Magen leer ist und wir nichts essen, hat unser Körper also zwei Speicherorte, von denen er sich Energie holen kann: den Glykogenspeicher oder den Fettspeicher. Unser Körper bevorzugt das Anzapfen der Glykogenspeicher, und zwar aus einem bestimmten Grund: Es ist für ihn einfacher. Wenn wir an die Analogie mit dem Kühlschrank denken, ist es verständlich. Solange dort genug zu essen ist, brauchen wir nicht die Treppe in den Keller hinunterzugehen. Unser Körper benutzt die Fettspeicher erst, wenn in den Glykogenspeichern das meiste aufgebraucht ist. Das heißt, dass wir zuerst den Zucker aus den Glykogenspeichern von Muskel und Leber verbrennen, bevor es an unsere Fettspeicher – an das Hüftgold, aber auch an das versteckte Fett um die Organe herum – geht.

Hier kommt das Hormon Insulin ins Spiel. Denn es reguliert, wie leicht – und ob überhaupt – unser Körper Zugriff auf unsere Fettspeicher hat. Insulin entscheidet, ob die Gefriertruhe im Keller in einem abgesperrten Abteil versteckt ist oder ob sie sogar in der Küche neben den Kühlschrank steht. Wir erinnern uns, Insulin wird von der Bauchspeicheldrüse produziert, wenn wir etwas essen, um die Zuckermoleküle aus dem Blut zu schaffen. Wenn wir für längere Zeit nichts essen, ist unser Insulinspiegel niedrig. Nun kommt unser Körper leicht an seine Fettspeicher heran. Ein niedriger Insulinspiegel führt dazu, dass die Fettspeicher angezapft und Fett zur Energiegewinnung verbrannt wird. Auch Sport hält das Insulin in unserem Körper niedrig, dadurch trägt regelmäßige Bewegung zu einer besseren Fettverbrennung bei.

Ein gesunder Insulinspiegel ist also äußerst wichtig, da Insulin sowohl den Blutzuckerspiegel als auch den Fettstoffwechsel reguliert. Es sind natürlich auch noch andere Hormone und körpereigene Substanzen am reibungslosen Ablauf unseres Kohlenhydrat- und Fettstoffwechsels beteiligt, doch der Einfachheit halber beschränke ich mich auf das Insulin.

Durch ständiges und auch zuckerreiches Essen kann unser Körper außerdem eine Insulinresistenz entwickeln. Damit das Insulin die Glukosemoleküle im Blut in die Zellen schleusen kann, gibt es an den Zellwänden Bindungsstellen – sogenannte Rezeptoren. An diesen Rezeptoren dockt das Insulin an und die Zelle bekommt dadurch das Signal, das Insulin mit der Glukose im Schlepptau ins Innere zu transportieren. Wenn jedoch mithilfe des Insulins ständig große Mengen an Glukosemolekülen aus dem Blut in die Zelle geschleust werden müssen, kann die Zelle die Anzahl der Rezeptoren, an denen sich das Insulin bindet, verringern. Wo früher viele Zelltürchen das Insulin durchgelassen haben, bleiben nun immer mehr davon verschlossen. Die Folge: Von der Bauchspeicheldrüse wird noch mehr Insulin produziert, um die im Blut schwimmende Glukose in die Zelle zu transportieren, denn der Körper möchte ja die Glukose aus dem Blutstrom schaffen. Doch das Insulin-Glukose-Gespann steht vor verschlossenen Zelltüren. Wer eine Insulinresistenz entwickelt hat, hat deshalb einen konstant hohen Insulinspiegel. Was bedeutet, dass der Körper damit keinen Zugang zu seinem Gefrierschrank im Keller hat. Anders ausgedrückt: Wir können kein Fett aus unserem Speicher verbrennen.

Aber es wird noch interessanter und komplexer: Wenn wir mit einem hohen Insulinspiegel unsere Kalorienaufnahme einschränken, weil wir Gewicht verlieren möchten, dann schaden wir letztendlich unserem Stoffwechsel. Denn dieser passt sich an das wenige Essen an und sinkt. Doch warum ist das so? Kommen wir auf unsere Analogie mit dem Kühlschrank als Glykogenspeicher und der Gefriertruhe als Fettspeicher zurück. Wir müssen den Großteil des Kühlschrankes (Glykogenspeicher) leeren, um auf die Gefriertruhe (den Fettspeicher) zugreifen zu können. Wir essen also weniger, das Glykogen wird langsam leer, was wieder den Körper reagieren lässt und Hungersignale erzeugt. Jetzt könnte der Körper auf die Fettverbrennung umschalten, also zur Gefriertruhe in den Keller gehen. Doch durch den hohen Insulinspiegel hat er keinen Zugriff darauf, denn um Fett zu verbrennen, muss der Insulinspiegel niedrig sein. Was macht der Körper? Er behilft sich damit, den Stoffwechsel zu drosseln, um mit der vorhandenen Energie zu haushalten. Und er sendet verstärkt Hungersignale, damit wir essen und unser Körper zu Energie kommt. Wir hungern, aber nehmen trotzdem nicht ab. Das ist natürlich ziemlich frustrierend. Doch es passiert bei jeder Diät, die nur die Kalorienzufuhr einschränkt, aber nicht beachtet, dass unsere Hormone – allem voran das Insulin – eine Schlüsselrolle beim Abnehmen spielen. Deshalb essen manche dicken Menschen nicht zu viel, sondern oft zu wenig. Und wieder einmal ist Fasten die Lösung. Dabei essen wir uns satt und legen anschließend eine längere Pause ein, anstatt wenig zu essen, aber nicht genug Abstand zwischen den Mahlzeiten zu halten. Wenn wir Fasten, sinkt unser Insulinspiegel und wir haben Zugriff auf unsere Gefriertruhe. Unser Körper kann wieder Fett verbrennen.

Das ist alles sehr spannend für mich, noch einmal tief in die Physiologie des Körpers einzutauchen. Doch für den Moment habe ich genug theoretisches Wissen angehäuft. Und Wissen allein nützt ja bekanntlich nichts. Es wird Zeit für die richtige Umsetzung, es wird Zeit, dass ich mit meinem Fastenexperiment weitermache. Dass das jedoch gar nicht so einfach ist, wie ich denke, werde ich bald herausfinden.

DIE 5:2-METHODE – GAR NICHT SO KOMPLIZIERT

Nun geht es zur praktischen Umsetzung meines Wissens. Als Nächstes steht die 5:2-Methode auf dem Programm. Die Grundidee ist einfach: An zwei Tagen wird gefastet, die restlichen fünf Tage der Woche braucht man an seiner Ernährung nichts zu verändern. An den Fastentagen dürfen Frauen 500 kcal, Männer 600 kcal zu sich nehmen. Die beiden Fastentage können entweder direkt aufeinanderfolgen oder frei gewählt werden, zum Beispiel der Dienstag und der Freitag. Diese Tage sollten jedoch fix sein, damit sich der Körper an den neuen Rhythmus gewöhnt. Die Tagesration kann auf zwei Mahlzeiten aufgeteilt werden oder man kann die erlaubte Kalorienmenge auf einmal essen. 500 bzw. 600 kcal sind ja nicht viel, die wären mit einer Tafel Schokolade gleich aufgebraucht. Deshalb ist Zucker an diesen beiden Tagen auch nicht erlaubt. Das Fastenmenü ist simpel: Man nimmt pro Tag etwa 250 Gramm magere, eiweißreiche Lebensmittel zu sich (Geflügel, Fleisch, Fisch, Eier, Tofu oder Quark) und ergänzt seine Mahlzeit mit viel Gemüse. Kohlenhydratreiche Lebensmittel wie Brot, Kartoffeln, Nudeln, Getreide und natürlich Süßigkeiten in jeglicher Form sind gestrichen.

Auch Alkohol hat an diesen Fastentagen nichts verloren. Nicht nur wegen der leeren Kalorien, sondern auch deshalb, weil er den Willen schwächt.

Die 5:2-Methode wurde durch den britischen Arzt und Wissenschaftsjournalisten Michael Mosley bekannt, der im Selbstversuch damit erfolgreich abnahm und seine Blutwerte deutlich verbesserte. Seine Bücher sind Bestseller und er hat mit dieser Methode weltweit zahlreiche Anhänger gewonnen. Vielleicht bin ich ja bald eine von denen. Doch ich will nicht zu optimistisch sein. Die 16:8-Methode und die 10:2-Methode sollen ebenfalls Wunder bewirken und haben bei mir nicht richtig funktioniert. Das lässt mich an meinen Freund Jan denken, als er einmal in einer E-Mail über ein kniffliges Problem schrieb und dabei anmerkte: »Eigentlich sitzt das wirkliche Problem vor dem Computer.« Es könnte also durchaus sein, dass die Fastenmethoden gut sind, ich sie aber nicht richtig umsetzen konnte. Wie sich später herausstellen wird, hat Jan mit seiner Aussage den Nagel auf den Kopf getroffen.

Doch vorerst ist einmal Schluss mit meinen Überlegungen. Den Mai über habe ich ausgesetzt und nun bin ich bereit für neue Fastenerfahrungen. Ich hoffe inständig, dass ich damit erfolgreicher bin als bei meinen letzten Versuchen. Die 5:2-Methode möchte ich im gesamten Juni einhalten. Meine erste Herausforderung ist, mich wieder mit dem Kalorienzählen anzufreunden. Für mich persönlich ist das Zählen von Kalorien ein Relikt der 1980er-Jahre. Kalorien gezählt habe ich mit 17, in diesem Alter wusste ich den Energiegehalt von fast jedem Lebensmittel auswendig. Heute ist mir viel wichtiger, was im Essen an guten Inhaltsstoffen enthalten ist, wie es schmeckt und wie gut es meinem Körper tut. Doch für die 5:2-Methode brauche ich es eben und so durchforste ich mein Bücherregal nach einer Kalorienfibel. Ich werde auch gleich fündig, sie stammt noch aus meinem Studium und ist fast unbenutzt. Diesmal bereite ich mich besser vor, bevor ich losstarte. Ich nehme mir den Kalender zur Hand und gehe den Monat durch. Wohin kann ich am besten die beiden Fastentage pro Woche, an denen ich nur 500 kcal zu mir nehmen werde, legen? Es sollten Tage sein, an denen ich nicht unterwegs bin und an denen ich einen geregelten Tagesablauf habe, damit ich in aller Ruhe meine Mahlzeit vorbereiten und essen kann. Ich hätte gerne zwei nicht zusammenhängende Tage gewählt. Nur an einem Tag zu fasten erfordert weniger Disziplin als an zwei hintereinander folgenden Tagen. Doch ich habe an einigen Tagen Auswärtstermine, an denen möchte ich nicht fasten. Also entscheide ich mich dazu, immer auf Montag und Dienstag meine Fastentage zu legen. An diesen Tagen habe ich den ganzen Monat nichts Wichtiges im Kalender eingetragen und kann zu Hause in meinem Büro am Schreibtisch arbeiten.

In meinem Buch über die 5:2-Diät sind zahlreiche Rezeptvorschläge für die Fastentage, die 500 kcal nicht überschreiten. Es gibt Salate und Gerichte mit Tofu, Fisch oder Fleisch und natürlich sehr viel Gemüse. Doch ich will es nicht kompliziert machen. Ich will nicht kochen und ich will nicht jede Kalorie zählen, die ich zu mir nehme. Nach einigen Überlegungen steht mein Plan für die Fastentage fest. Ich werde morgens meinen Kaffee trinken und mittags einen Teller mit Tomaten, Gurke und Karotten essen. Mit 400 Gramm davon habe ich eine durchaus beachtliche Portion. Dazu kommt ein Becher mit Hüttenkäse, den ich mit etwas Sojasauce und Kräutern aus dem Garten anrichten werde. Danach gibt es noch einen Kaffee und schon sind meine 500 kcal aufgebraucht. Das ist nicht besonders viel. Da ich meinen zweiten Fastentag schon auf den nächsten Tag gelegt habe, werde ich durchaus etwas Disziplin brauchen, um diese beiden Tage durchzuhalten. Doch dann kann ich den Rest der Woche normal essen. Und – wie mir meine Selbstbeobachtung gezeigt hat, ist das »Normal-Essen« die größere

Herausforderung. Ich darf nicht wieder den Fehler machen, zu viel zu essen, wenn ich keine Fastentage habe. Die Gefahr, mich vollzustopfen, weil am nächsten Tag nur Rohkost und Hüttenkäse auf dem Programm stehen, ist vorhanden. Also aktiviere ich meine Willenskraft. Doch dass Disziplin und mentale Stärke allein nicht ausreichen, sondern immer auch Gefühle hineinfunken und alles sabotieren können, daran denke ich momentan nicht. Wie wichtig unsere Einstellung, die Gedanken und Gefühle beim Essen und Fasten sind, darüber werde ich später noch ausführlich schreiben.

Ich bin also für den ersten Fastentag gut vorbereitet. Morgens, gleich nach dem Aufstehen, marschiere ich 20 Minuten lang den Berg hinauf und genieße den Sonnenaufgang. Es ist ein klarer, milder Frühsommertag und ich bin froh, dass sich nach dem verregneten und kalten Mai endlich die warme Jahreszeit ankündigt. Wieder zu Hause, nehme ich eine Dusche und drehe eine Runde mit Julie. Jetzt freue ich mich schon so richtig auf den Kaffee. Während ich es mir vor dem Schreibtisch gemütlich mache, genieße ich das heiße, belebende Getränk mit allen Sinnen. Nach diesem kargen Frühstück arbeite ich konzentriert den ganzen Vormittag. Mir wird bewusst, wie sehr Ablenkung hilft, das Essen zu vergessen. Auch wenn ich nicht von zu Hause, sondern im Büro arbeiten würde, mit einer närrischen Chefin oder Kollegin zurechtkommen und mit Mann und Kindern den ganz normalen Alltagsstress bewältigen müsste, das Essen muss in den Hintergrund treten. Egal wie die Lebensumstände des Einzelnen sind, ein umsetzbarer Plan, welches Essen wir wann zu uns nehmen, entscheidet über Erfolg und Misserfolg der Fastentage. Wir kommen nicht umhin, uns im Vorhinein Gedanken zu machen, das Essen zuzubereiten und mitzunehmen, damit wir es im Büro, bei einer Pause unterwegs oder auf der Bank im Schulhof verzehren können. Klarerweise erfordert diese Vorbereitung Zeit und Energie – doch es gibt einen Grund, warum wir uns überhaupt dazu entschieden haben zu fasten. Wenn dieser triftig genug ist, werden wir die zusätzliche Mühe gerne in Kauf nehmen.

Gegen 11 Uhr meldet sich massiv mein Hunger. In einer Stunde bekommst du Essen, beruhige ich ihn, und lenke mich wieder ab. Zu Mittag schnipple ich meine abgewogene Rohkost und drapiere sie auf einen Teller. Jetzt noch der Hüttenkäse und fertig ist mein Mittagessen. Das muss reichen bis morgen, erkläre ich meinem Körper, während ich genussvoll esse. Als Ersatz für ein Dessert trinke ich ein Tasse Kaffee und stimme mich gedanklich darauf ein, an diesem Tag keine Kalorien mehr zu mir nehmen zu dürfen. Nachmittags trinke ich viel Wasser mit einem Spritzer Zitrone und einem Minzblatt als Dekoration. Abends meldet sich wieder leichter Hunger als hohles Gefühl im Magen. Ich fühle mich ein bisschen flau und ich habe leichte Kopfschmerzen. »Das geht vorbei«, beruhige ich mich und atme ein paarmal tief durch. Danach mache ich einige Yoga- und Dehnungsübungen und gehe früh schlafen. Am nächsten Tag ist der Hunger weg und ich fühle mich gut. Wie eine Schneekönigin freue ich mich auf den morgendlichen Kaffee. Was für ein Genuss! So kann der zweite Fastentag gut beginnen.

NORMAL ESSEN?

Auch der zweite Fastentag verläuft gut. Ich halte mich an meine vorgegebene Kalorienmenge und achte darauf, dass ich den Tag über beschäftigt bin, damit ich nicht ans Essen denken muss. Denn der Hunger meldet sich am Nachmittag und Abend ziemlich heftig und ich muss mich im Zaum halten, um ihm nicht nachzugeben. Die restlichen fünf Tage darf ich normal essen. Doch was ist eigentlich »normal« und was ist »normal essen«?

Normalität ist ein Maßstab. Wenn wir vom »normalen« Verhalten eines Menschen sprechen, meinen wir damit das durchschnittliche Verhalten der Mehrzahl einer Bevölkerung. Doch das Maß des Normalen liegt nicht in uns, sondern außerhalb von uns. Denn es wird durch kollektive Bedingungen zugeteilt. Normal ist, was unsere Gesellschaft – oder die Mehrheit der Gesellschaft – als normal *bezeichnet*. Auch wenn sich viele dagegen wehren, »normal« zu sein und »normal« zu leben, der Drang zur Normalität ist evolutionsbiologisch erklärbar. Das Überleben unserer Vorfahren war davon abhängig. Wer sich nicht an die Regeln hielt, also nicht normal war, wurde von der Gruppe ausgestoßen. Und das bedeutete damals den sicheren Tod. Wir Menschen sind Herdentiere und darüber hinaus sind wir soziale Wesen. Wir wollen »dazugehören« und blühen auf, wenn wir uns mit anderen Menschen verbinden. Doch Normalität ist nicht nur abhängig von der Gesellschaft, sondern auch von der Zeit, in der wir leben. So war zum Beispiel Rauchen vor 30 Jahren noch normal und gehörte zum Alltagsbild. Geraucht wurde zu Hause, im Auto, neben kleinen Kindern, in der Bahn, im Restaurant und in den Büros. Heute gibt es dazu eine andere, gesündere Einstellung in unserer Gesellschaft. Wir brauchen uns nur vorzustellen, was passiert, wenn wir uns im Flugzeug eine Zigarette anzünden würden.

Auch die Normen und damit die Normalität beim Essen haben sich in den letzten Jahrzehnten enorm verändert. Früher gab es Frühstück, Mittagessen und Abendessen. Die Familie versammelte sich um den Tisch und das Essen wurde gemeinsam eingenommen. Heute wird immer und überall gegessen. Im Stehen, im Gehen, auf der Couch beim Fernsehen und im Bett beim Lesen. Lokale werben damit, dass es Frühstück den ganzen Tag gibt, und niemand schaut schief, wenn wir Suppe zum Frühstück essen. Früher war Fleisch etwas Besonderes und eher selten auf dem Speiseplan zu finden, heute ist Fleisch oft schon billiger als Gemüse. Natürlich wurde auch jeder von uns durch die Erziehung und das Umfeld dahingehend geprägt, was es heißt, normal zu essen. In meiner Familie wurde am Freitag auf Fleisch verzichtet und am Sonntag gab es selbstgebackenen Kuchen zum Frühstück. Zum Trinken bekamen wir Kinder entweder von meiner Mutter selbstgemachten, verdünnten Fruchtsaft oder wir tranken Wasser. Ich war richtig schockiert, als ich sah, dass die Nachbarskinder Coca-Cola und andere Limonaden tranken. Das hätte es in meiner Familie nie gegeben. Für mich ist es deshalb bis heute dank der Erziehung meiner Mutter nicht normal, Coca-Cola zu trinken.

Wir finden massenhaft Beispiele darüber, wie sich die Normalität in unserer Ernährung verändert hat. Aus den früheren Mischköstlern wurden Vegetarier, Veganer, Flexitarier, Rohköstler, Low-Carb- oder Paleo-Anhänger. Diätkost bekam früher nur jemand, der sich den Magen verdorben hatte oder sich im Krankenhaus den Blinddarm entfernen lassen musste. Heute ist es normal, eine Diät zu machen. Doch normal zu essen, das kennen die wenigsten. Gibt es dazu überhaupt Regeln? Ja und nein. So hat die »Deutsche Gesellschaft für Ernährung« zehn Regeln aufgestellt, die als Richtlinie für eine gesunde und vollwertige Ernährung dienen.

Die ersten vier Regeln lauten: die Lebensmittelvielfalt genießen, fünf Portionen Obst und Gemüse am Tag essen, Vollkorn wählen und mit tierischen Lebensmitteln die Auswahl ergänzen.

Damit hat jemand, der sich vegan ernährt, schon einmal ein Problem. Oder auch, wer fünf Portionen Obst und Gemüse am Tag nicht schafft und Vollkorn nur ab und zu verwendet. Wäre das dann kein »normaler« Esser mehr?

Die Normen beim Essen sind heutzutage ziemlich aufgeweicht. Es gibt keine Normalität mehr, eher eine Vielfältigkeit, und das ist durchaus von Vorteil. Wir können dadurch besser unsere Individualität ausleben. Wir werden nicht von unseren Freunden aus der Gruppe verstoßen, weil wir keinen Zucker essen oder uns vegan ernähren. Im Idealfall sitzen Fleischesser und Vegetarier im Restaurant friedlich beieinander, ohne dass sich jemand Gedanken über das Essen des anderen macht. Andererseits wird Essen oft schon wie eine Religion betrieben. Perfekte Bilder von perfekten Mahlzeiten werden rund um die Uhr gepostet. »In« ist, wer »das Richtige« isst. Was richtig ist, bestimmt der jeweilige Trend. Kochshows wachsen aus dem Fernsehboden wie Pilze nach einem Gewitterregen im Sommer. Essen zubereiten und Essen hat seine Ursprünglichkeit verloren und ist zum Entertainment geworden. Es ist nicht einfach, sich in dieser Komplexität des »neuen Normalen« zurechtzufinden. Kein Wunder, das mit dem Begriff »normal essen« jeder so seine Probleme hat.

Normal essen bedeutet für jeden etwas anderes und richtet sich eher nach den eigenen Bedürfnissen als nach äußeren Regeln. Für mich selbst werde ich vorerst überprüfen, wie viel von meinem »normal essen« noch immer oder immer wieder aufgrund von äußeren Regeln passiert und ob ich diese wirklich beibehalten möchte. Meine Intuition, das ist mir jetzt bewusst geworden, hatte in der letzten Zeit nicht besonders viel Mitspracherecht. Denn in Wahrheit heißt »normal« essen intuitiv essen. Was es mit intuitivem Essen wirklich auf sich hat, werde ich im dritten Kapitel genau beschreiben.

Aber wie steht es mit dem Fasten, ist das »normal«? Das ist es tatsächlich! Fasten hat eine lange Geschichte und Tradition. So erkannte schon im Mittelalter die große Mystikerin Hildegard von Bingen Fasten als Weg zu einem gesunden Körper und Geist. In Zeiten der zunehmenden gesundheitlichen Probleme aufgrund unserer Überernährung erlebt das Fasten ein richtiges Revival. Deshalb ist Fasten mehr als ein Trend, denn es ist ein ursprünglicher Bestandteil unserer Lebensweise. Ich habe schon einiges über das Fasten herausgefunden, doch da gibt es so vieles mehr, was ich noch nicht am eigenen Leib erfahren habe. Noch bin ich am Anfang meines Weges und mitten im Experimentieren.

DAS GLÜCKSGEWICHT

Während ich mich weiter mit dem Thema Fasten beschäftige und die 5:2-Methode praktiziere, meldet sich eine neue Klientin für ein Ernährungscoaching, bei der es interessanterweise auch um das Fasten geht. Sie tritt in Kürze eine zehntägige Fastenkur in einem Wellnesshotel an und möchte danach ihre Ernährung auf pflanzliche Kost umstellen. Um alles richtig umsetzen zu können, wünscht sie sich dabei Hilfe und Unterstützung von außen. Da die Dame nicht weit entfernt von mir wohnt, vereinbaren wir, die Coachings bei ihr abzuhalten. So kann ich gleich den Inhalt ihres Kühlschranks inspizieren, vor allem aber auch vor Ort sehen, wie sie ihr Leben eingerichtet hat und welche Rolle dabei ihre Ernährung und ihr Essverhalten spielen.

Justine erwartet mich schon vor ihrer Wohnungstür. Sie ist attraktiv, sehr gepflegt und hat ihr dichtes, brünettes Haar zu einem lässigen Pferdeschwanz gebunden. Aufmerksam blickt sie mich mit ihren auffallend grünen Augen an. »Schön, dass wir uns kennenlernen«, lächelt sie. »Ich brauche wirklich Ihre Hilfe!« Wir sind uns sofort sympathisch und beide auch ungefähr im selben Alter, also entscheiden wir, uns zu duzen. Danach führt mich Justine in ihr gemütliches Wohnzimmer, wo eine Kanne mit Tee und zwei Tassen auf dem Couchtisch vorbereitet sind. »Verzeih das Chaos«, sagt Justine und deutet auf die vielen verschiedenen Stoffe, die im Raum verteilt sind. Sie sind auf Stühlen drapiert und auf einem großen Arbeitstisch aufgelegt. »Ich bin mitten in der Arbeit«. Justine betreibt seit knapp einem Jahr ein eigenes, kleines Modelabel und verkauft ihre Kreationen über das Internet. Stolz zeigt sie mir ein paar ihrer fertigen Stücke: Handtaschen aus grobem, buntem Leinen, Bettwäsche aus glänzendem Damast und Kleider mit schönen Mustern aus schmeichelnden Stoffen. »Das sind Unikate. Vieles fertige ich auch auf Wunsch an. Ich habe mir alles selbst beigebracht und es macht mir wirklich großen Spaß. Beim Nähen verliere ich jegliches Zeitgefühl, da bin ich richtig im Flow. Wenn doch der Rest auch so leicht wäre.« Damit meint sie das Leben, das übrig bleibt, wenn sie nicht in ihrer Kreativität aufgeht, und das Essen. Wir sind also schon mitten im Thema.

Justine erzählt mir ihre Geschichte. Ich höre konzentriert zu, denn oft sind es die kleinen Nebenbemerkungen, die eine große Rolle spielen. »Ich habe mit dem Fasten begonnen, um Gewicht zu verlieren. Für mich ist es die beste Methode dazu. Ich habe schon zwei Fastenkuren erfolgreich hinter mich gebracht. Die erste war vor vier Jahren und die zweite war letztes Jahr. Jetzt, ein Jahr später, mache ich meine dritte Fastenkur. Für mich dient das Fasten dazu, das Gewicht zu regulieren. Und es funktioniert immer ganz gut, damit ich wieder auf das Gewicht komme, mit dem ich mich wohlfühle. Doch die Zeit danach ist immer so schwierig. Ich bin anfangs sehr diszipliniert, früher oder später falle ich jedoch in alte Muster zurück. Dann dauert es nicht lange und ich esse wie vorher. Das möchte ich jetzt anders machen. Ich möchte nach diesem Fastenaufenthalt mit intermittierendem Fasten weitermachen. So kann ich am Ball bleiben und mich davon abhalten, die Kilos wieder hinaufzufuttern. Außerdem will ich mich vegan ernähren, weiß aber nicht so richtig, was genau ich da essen soll.«

Justine ist 1,63 Meter groß und hat einen zierlichen Körperbau. »Da merkt man jedes Pfund, das zu viel ist«, fügt sie verdrossen hinzu. »Mein Gewicht darf auf keinen Fall mehr über 70 Kilo kommen, denn das ist bei Weitem zu viel.«

Justines Gewicht hat sich jetzt bei 69 Kilo eingependelt. »Da müssen langfristig noch weitere zehn Kilo weg.« Auf meine Frage hin, warum sie sich gerade 59 Kilo wünscht, antwortet sie wie aus der Pistole geschossen: »Weil ich glücklich war, als ich so viel wog.«

Das ist es also! Es ist nicht die Zahl auf der Waage, sondern das Glück, das Justine mit dem Gewicht verbindet. Und sie will wieder so glücklich sein. »Damals hat alles in meinem Leben funktioniert, alles ist gut gelaufen und ich hatte so viel Spaß. Heute ist zwar mein Leben ganz okay und das Nähen macht mir große Freude. Aber ansonsten bin ich unzufrieden. Ich will etwas verändern, aber ich weiß nicht, was. Ich habe tausend Gedanken am Tag, was ich alles machen könnte, und am nächsten Tag verwerfe ich meine Pläne wieder und habe neue Ideen.« Da gibt es in unserem Coaching einiges zu durchleuchten und herauszufinden.

Essen und Gewicht sind sehr wohl wichtige Komponenten für das Wohlfühlen, aber bei Weitem nicht alle.

Ich freue mich, mit Justine zusammenzuarbeiten und sie auf ihrem Weg zurück zum Glücklichsein begleiten zu können. Meine eigenen Erfahrungen, die ich gerade mit intermittierendem Fasten mache, können hier sehr hilfreich sein. Ich habe Justine ein paar Kochbücher über vegane Ernährung mitgenommen, in denen sie bis zu unserem nächsten Termin schmökern kann. Jetzt gilt es vorerst, ihre zehntägige Fastenkur gut zu verbringen. Ich empfehle ihr, in dieser Zeit ein Tagebuch zu führen, in dem sie alles notiert, was wichtig für sie ist. Zusätzlich wird sie mich zwischendurch per E-Mail informieren, wie es ihr geht.

Letztendlich, so denke ich, ist das Ziel des Fastens, ein glückliches und zufriedenes Leben zu führen. Denn Fasten allein macht nicht glücklich, genauso wie es das ideale Gewicht nicht tut. Ein paar Fastentage einzulegen ist ohne Frage eine gute Sache und fördert unsere Gesundheit. Doch es ist das Essen nach dem Fasten, das für viele von uns herausfordernd ist. Es erscheint mir wesentlich leichter, ein paar Tage nichts oder wenig zu essen, als dann in der Zeit danach die vorgenommenen Veränderungen auch beizubehalten. Eine Anleitung für das Fasten allein reicht deshalb bei den meisten Menschen nicht aus. So wie das Beispiel von Justine zeigt, geht es einige Zeit gut, dann kommt der alte Schlendrian wieder. Wenn Fasten – egal welche Methode man anwendet – nur für einige Zeit betrieben wird, um abzunehmen, wird der Erfolg nicht nachhaltig sein. Wenn die Gedanken beim Gewicht hängen bleiben, beschäftigen wir uns nicht mit dem, was wir letztendlich anstreben: uns wohlfühlen und ein glückliches Leben führen. Mit wird klar, dass intermittierendes Fasten ein Ernährungskonzept ist, das ein ganzes Leben lang eingehalten werden muss, um erfolgreich zu sein. Je besser dieses Konzept auf die Person und deren Alltag zugeschnitten ist, desto wahrscheinlicher ist es, dass man dabeibleibt. Nicht nur das Essen allein muss in diesem Konzept enthalten sein, sondern auch das alte Ernährungsverhalten sollte bewusst angeschaut und verändert werden. Ansonsten ist der Erfolg nur kurz. Das gilt besonders auch für mich. Was meine Versuche zu fasten betrifft, habe ich bis jetzt meist nur an der Oberfläche gekratzt. Ich habe mich auf den Körper und die physiologischen Aspekte des Fastens konzentriert. Die mentale Ebene und die Gefühlswelt, die genauso zu uns gehören, habe ich bis jetzt nicht beachtet. Es ist an der Zeit, in meine Psyche einzutauchen. Meine innere Stimme sagt mir, dass das ziemlich bald der Fall sein wird.

ERSTE ERFOLGE – ES BEWEGT SICH WAS

In der Zwischenzeit haben wir Ende Juni und ich beginne mit den letzten zwei Tagen meines 5:2-Fastens. Ich habe schon am Vortag die Portionen, die ich für die nächsten zwei Tage brauche, vorbereitet und in meinem Kühlschrank befinden sich zwei Becher Hüttenkäse, rohes Gemüse und Kaffeesahne. Da es zurzeit sehr heiß ist, ist auch mein Appetit etwas gedämpft. Trotzdem, 500 Kalorien sind nicht besonders ausgiebig. An normalen Tagen esse ich viermal so viel und manchmal auch mehr. Der Vormittag verläuft ganz gut. Ich trinke meinen morgendlichen Kaffee und vertiefe mich am Schreibtisch in meine Arbeit. Zu Mittag knurrt mir schon ordentlich der Magen. Ich wiege 400 Gramm Tomaten, Gurken und Karotten ab – das sind grob gerechnet 200 Kalorien – und schneide das Gemüse in mundgerechte Stücke. Dann hole ich meinen Teller, stürze den Becher Hüttenkäse in die Mitte und drapiere die bunten Gemüsestückchen rundherum. Kräuter und Gewürze haben ja so gut wie keine Kalorien, davon kann ich reichlich nehmen. Ich gieße einen Spritzer Sojasauce auf das magere Gericht und streue etwas frischen Schnittlauch, Petersilie und Rosmarin drauf. Fertig ist mein Mittagessen. Auch wenn heute nicht viel auf dem Teller ist, mir ist wichtig, mein Essen schön anzurichten, denn damit schaffe ich mir ein schönes Esserlebnis. Ich setze mich zu Tisch und genieße langsam und bewusst meine einzige Mahlzeit des Tages. Anschließend trinke ich noch meine zweite Tasse Kaffee und entspanne auf der Couch mit einer Zeitschrift.

Etwas zu essen gibt es erst morgen mittags wieder, das ist schon hart. Auch wenn ich schon sechs von solchen 500-Kalorien-Tagen hinter mir habe, daran gewöhnen kann ich mich nur schwer. Außerdem habe ich leichte Kopfschmerzen. Schon schleichen sich unzufriedene Gedanken bei mir ein. »Von diesem bisschen Essen wird doch keiner satt! Warum tue ich mir das überhaupt an?«, denke ich etwas frustriert. Doch sofort ertappe ich mich dabei und schwenke gedanklich um. Natürlich kann ich von 500 Kalorien am Tag nicht satt werden. Doch darum geht es ja beim

Fasten. Ich verzichte freiwillig auf das Essen. Ich wurde von niemandem dazu gedrängt, diesen Selbstversuch zu machen. Außerdem ist es sehr spannend, was ich seitdem durch das Fasten alles über mich gelernt habe. Ich habe erkannt, dass es sich sehr kraftvoll anfühlt, wenn ich das umsetze, was ich mir vornehme. Früher habe ich oft dazu tendiert, wunderbare Pläne zu schmieden, bin aber dann an der Umsetzung gescheitert. Und jedes Mal, wenn ich etwas nicht durchgehalten habe, fand ich eine gute Ausrede, warum es nicht funktioniert hat. Ausreden finden sich immer. Mich mit der perfekten Ausrede aus meiner Verantwortung zu schleichen, das habe ich zur Genüge in meinem Leben gemacht. Doch diesmal halte ich das Versprechen, das ich mir selbst gegeben habe, ein. Dabei geht es – und das ist mir vollends bewusst – um mehr als um Hüttenkäse. Ich zeige damit, dass ich mich auf mich verlassen kann. Dass ich meine Versprechen mir gegenüber einhalte. Dass ich mir vertrauen kann.

Am Abend meldet sich mein Hunger ziemlich vehement und ich fühle mich körperlich schwach. Ich habe mir am Beginn meines Fastenexperimentes von meiner Schwester ein Blutzuckermessgerät geborgt und messe interessiert meinen Blutzuckerspiegel. 85 mg/dl, alles im normalen Bereich. Ich trinke ein Glas Wasser und mache mir anschließend eine Tasse klare Gemüsebrühe. Gedanken an Essen schiebe ich beiseite und auch der Hunger flaut wieder ab. Ich lese ein bisschen, schaue kurz fern und gehe früh ins Bett.

Am nächsten Morgen werde ich zeitig wach und schlüpfe gleich in meine Sportkleidung. Ich liebe es, morgens in die Natur hinauszugehen und die frische Luft tief einzuatmen. Der Tag verspricht wieder heiß zu werden, doch noch ist es draußen kühl und das Gras ist nass vom Tau. Ich werde heute wieder einen Spaziergang machen und starte flotten Schrittes den Berg hinauf. Doch heute bin ich nicht besonders fit. Schon nach fünf Minuten geht mir die Luft aus und ich muss eine Pause machen. Ist es wegen des gestrigen Fastentages? Kann durchaus sein. Überfordern will ich meinen Körper nicht, also kürze ich meinen Spaziergang ab und steuere auf die nahe gelegene Bank zu, die für Wanderer am Waldrand aufgestellt ist. Dort setze ich mich hin, und während sich mein Atem wieder beruhigt, lasse ich meinen Blick schweifen. Dunst hängt über den Hügeln, die sich sanft im Morgenlicht aneinanderschmiegen. Aus der Ferne kann ich den Kirchturm des nächsten Ortes erkennen. Das Kreischen eines Vogels durchbricht die Stille, im Gehölz hinter meiner Bank höre ich leises Rascheln und Knacksen. Von einem Reh vielleicht oder einem Hasen. Es ist so friedlich hier, so schön, und ich bin unglaublich dankbar dafür, hier mitten in der Natur leben zu können.

Nachdem ich den Zauber des Morgens tief in mich eingesogen habe, schließe ich die Augen und spüre in meinen Körper hinein. Was ist es, was er von mir braucht? Womit kann ich ihn noch besser unterstützen? Da tauchen auch schon die Antworten auf. »Sei nicht so hart mit mir«, flüstert ein leises Stimmchen. »Streng dich nicht so an und sei nicht so ungeduldig! Du willst immer alles sofort. Mit Disziplin und Willenskraft allein kommst du jedoch nicht weit. Du kannst mich nicht mit Anstrengung in eine bestimmte Form pressen. Ich brauche Zeit und ich brauche Geduld. Gehe sanfter mit mir um, weicher, freundlicher, liebevoller.« Meine Körperweisheit hat gesprochen und ich spüre, wie sehr sich mein Körper wünscht, mit mehr Sanftheit behandelt zu werden. Wie kann ich das machen? Ich muss herausfinden, wie ich meiner weiteren Fastenerfahrung mit Disziplin begegne, aber gleichzeitig auf meine Intuition höre. Ist das überhaupt möglich? Mit dieser großen Frage im Kopf mache ich mich auf den Heimweg. Mittags esse ich wieder Hüttenkäse mit rohem Gemüse und abends trinke ich erneut eine Tasse Gemüsebrühe, um den aufkommenden Hunger zu beruhigen.

Der letzte Tag mit nur 500 Kalorien ist geschafft. Ich

habe alles gut gemeistert, doch weitermachen möchte ich nicht. Die zwei Fastentage, an denen ich nur so wenig essen durfte, haben zwar ganz gut funktioniert, aber ich habe genug von diesen ständigen Einschränkungen und vom nagenden körperlichen Hunger, der sich vor allem abends bemerkbar macht. Dadurch, dass ich mich auf der körperlichen Ebene einschränke, taucht ein bekanntes Gefühl auf, das ich schon lange nicht mehr gespürt habe. Es ist das Gefühl, zu kurz zu kommen. Zurückzustecken und mich hinten anstellen zu müssen. Nicht das zu bekommen, was ich mir wünsche, weil es schon jemand anderer bekommen hat. Es ist ein Gefühl aus meiner Kindheit und Jugend. Doch obwohl ich weiß, dass dieses Gefühl nicht mehr den Tatsachen entspricht, bin ich etwas geknickt.

Doch Fastentage fordern nicht nur uns selbst heraus, auch unser Umfeld ist betroffen. Wenn Familie und Freunde uns dabei nicht unterstützen, kann es oft zu Spannungen kommen. Vor allem bei Partnerschaften, wo eine Person sich der Verbesserung seiner Gesundheit verschrieben hat, der andere jedoch weiter ein bequemes Leben führen und sich nicht mit seinem Essen auseinandersetzen möchte, ist Unstimmigkeit vorprogrammiert. Da kann es durchaus sein, dass der Mann die Fastenversuche seiner Frau als »Blödsinn« abtut und versucht, sie mit leckerem Essen wieder auf seine Seite zu ziehen. Aber auch umgekehrt kann das der Fall sein. Der Mann fastet und trainiert im Fitnessstudio seinen Körper, währen die Frau Angst bekommt, weil er plötzlich begehrliche Blicke von attraktiven Frauen auf sich zieht. Wer seine Familie zu versorgen hat und am Abend für seine Lieben kocht, kann durchaus der Verführung des Essens erliegen und die Fastenzeit vorzeitig abbrechen. Mit einer Tasse Tee neben der duftenden Lasagne zu sitzen und nichts davon essen zu dürfen, ist nicht so einfach. Es gehört viel Durchhaltevermögen dazu, aber auch Gewohnheit. Jeder ist herausgefordert, sein eigenes Konzept zu finden.

Am nächsten Tag wiege ich mich. Ich habe in diesen vier Wochen mit der 5:2-Methode 2,5 Kilo abgenommen. Die Methode funktioniert also und ich fühle mich nicht nur körperlich, sondern auch psychisch wohler. Ich bemerke jedoch ebenso, dass ich während der ganzen Fastenversuche meine Körperweisheit außer Acht gelassen habe. Mein Ansatz in Sachen Essen und Essverhalten ging immer mit meiner Intuition einher, diese habe ich bei meinen Versuchen völlig beiseitegedrängt. Mein Körper fordert mich klar und deutlich dazu auf, in Zukunft mit ihm und nicht gegen ihn zu arbeiten. Aber wie kann ich das tun und trotzdem fasten? Ich fühle Zweifel in mir aufsteigen – große Zweifel.

DEM ZWEIFEL BEGEGNEN

Ich beende die 5:2-Methode und überlege, was ich als Nächstes machen soll. Nachdem ich nicht mehr die Kontrolle durch die Anleitungen für die Fastentage habe, nimmt mein Hunger zu und ich esse wieder mehr. Wo ist meine Körperweisheit geblieben? Habe ich durch die Fastenversuche meinen Körper aus dem Gleichgewicht gebracht? Der Zweifel, ob Fasten überhaupt gut für mich ist, der seit dem Besuch bei meiner Freundin Tara in mir schlummert, wird immer größer. Was soll ich tun? Soll ich mein Fastenexperiment abbrechen und mich wieder so ernähren, wie ich es gewohnt bin? Soll ich das Fasten abhaken und es als unnötige, aber trotzdem wertvolle Erfahrung in meinem Gehirn ablegen?

Etwas deprimiert setze ich mich vor den Computer und suche nach Geschichten über das intermittierende Fasten im Netz. Ich finde so viele positive Erfahrungsberichte, in denen Menschen schreiben, wie sich ihr Leben dadurch verändert hat und wie fit, schlank und glücklich sie jetzt sind. Bin ich die Einzige, die sich damit abmüht und daran zweifelt? Es kann aber auch sein, dass ich zu viele Erwartungen an das Fasten hatte und deshalb enttäuscht bin. Es ist eben keine »magische Pille« und ich weiß sehr wohl, dass letztendlich nur ein gesundes Ernährungsverhalten langfristige Gesundheit und das richtige Gewicht bringt. Wollte ich etwa einen kürzeren Weg nehmen? Ich rechne nach: Ich habe Anfang April mit meinen Fastenexperimenten begonnen und jetzt haben wir schon den 9. Juli. Also drei Monate, in denen ich zwar zweieinhalb Kilo abgenommenen habe, doch ein wirklicher Erfolg ist das für mich nicht. Ich möchte mich auch momentan gar nicht wiegen, denn vielleicht habe ich durch meinen großen Hunger der letzten Tage alles wieder zugenommen. Wenn ich an die letzten Wochen zurückdenke, habe ich mehr gekämpft mit dem Essen und dem Fasten, als ich zugeben möchte. Doch ich will weder das Essen noch meinen Hunger zu meinem Feind machen. Ich will keine Zwanghaftigkeit entwickeln und mich ständig damit beschäftigen, was ich wann und warum essen sollte – oder eben nicht sollte. In meinem Kopf wirbelt schon alles durcheinander und auch meine innere Stärke ist etwas geschrumpft. Kein Wunder, dass ich einen derartigen Widerstand gegen das Fasten aufgebaut habe, meine Zweifel sind also durchaus berechtigt. Ich habe das intermittierende Fasten wie eine Diät betrachtet, doch damit wird nur die körperliche Ebene behandelt, nicht aber meine Psyche. Fasten ist zu einem Diätkrieg ausgeartet, den ich nicht weiterführen will. Da stolpere ich über den Erfahrungsbericht einer Frau, die das intermittierende Fasten – und zwar die 16:8-Methode – ausprobiert hat. Sie schreibt darin, dass sie das Abendessen auf einen früheren Zeitpunkt verlegte, um bis zum Frühstück am nächsten Morgen eine Pause von 16 Stunden zu haben. Zwei Tage lief alles gut, doch dann bekam sie abends – wo sie eigentlich nichts mehr essen sollte – Essgelüste. Denen gab sie schließlich am dritten Tag nach. Die Portion, die sie dann aß, war viel zu groß. Sie fühlte sich nachher nicht nur körperlich schlecht, sondern hatte außerdem Schuldgefühle. Am nächsten Abend passierte das Gleiche, wieder konnte sie ihren starken Essgelüsten nicht widerstehen und begann zu essen. Am nächsten Tag hörte sie damit auf und kehrte wieder zu ihrer alten Ernährungsweise zurück. Ich bin also tatsächlich nicht die Einzige, bei der das intermittierende Fasten holprig verlaufen ist, doch wenige berichten davon. Ich suche weiter und lande auf der Website einer Therapeutin, die sich auf Körperbild und Essstörungen bei Frauen und Mädchen spezialisiert hat und ihnen beratend beisteht. In einem Blogbeitrag schreibt sie, dass intermittierendes Fasten nichts anderes als eine Art Diät ist, die dazu führen kann, dass man in eine Essstörung rutscht. Interessiert lese ich den Artikel durch. Ein Argument von ihr ist, dass aussagekräftige Langzeitstudien fehlen, die sich mit intermittierendem Fasten beschäftigen. Es gibt tatsächlich – wie ich schon vorher erwähnt habe – derzeit noch keine groß angelegte und aussagekräftige Langzeitstudie, wo Menschen über Jahre hinweg beim Fasten begleitet und die Effektivität der einzelnen Fastenformen bestätigt wurde. Die meisten Studien wurden mit Mäusen gemacht, deren Gene mit uns Menschen zu 98 Prozent übereinstimmen. Doch beim Fasten geht es nicht nur um körperliche Veränderungen und Verbesserungen, sondern auch um das allgemeine Wohlbefinden und die Auswirkungen auf die Psyche. Eine Maus macht sich weder Gedanken um ihr Gewicht noch um ihr Aussehen. Eine Maus strebt keine Bikinifigur an. Mäuse schlagen sich nicht mit einem schlechten Körpergefühl herum und müssen sich auch nicht mit dem »Bodyshaming« ihrer Mitmäuse auseinandersetzen, wenn sie nicht dem Idealbild entsprechen. Das ist zwar alles etwas weit hergeholt, aber letztendlich ist das Argument dieser Therapeutin durchaus nachvollziehbar. Am Schluss des Artikels schreibt sie, dass der Körper weiß, wann er hungrig und satt ist, und keine Vorgaben von außen braucht. Intermittierendes Fasten führt nur dazu, dass wir unsere Intuition in Bezug auf Essen, Hunger und Sattheit nicht mehr hören und unserem Körper nicht mehr vertrauen.

Mein Zweifel hat viele berechtigte Argumente gefunden, warum ich das Fasten lieber lassen sollte. Ich habe in meiner Jugend mit dem Essen gekämpft und mich von Diäten, äußeren Vorschriften und einem negativen Körperimage leiten lassen. Doch in der Zwischenzeit habe ich mich intensiv mit jeder Form des gestörten Essverhaltens auseinandergesetzt und bin darin zur Expertin geworden. Trotzdem habe ich mich in letzter Zeit wieder richtig verrückt gemacht. Ich habe mich auf die Informationen von außen beschränkt und dabei ganz vergessen, dass wir alle Spezialisten unseres eigenen Körpers sind. Wir wissen, was ihm guttut und was ihm schadet. Viel zu oft hören wir nicht nach innen, sondern geben der Außenwelt die volle Aufmerksamkeit. Aber ist deshalb jedes Ernährungskonzept unbrauchbar? Wäre das nicht ein totales Schwarz-weiß-Denken? Denn würde ich aufhören, mich im intermittierenden Fasten zu versuchen, würde ich das Kind mit dem Bad ausschütten. Es ist nicht so, dass Fasten schlecht oder schädlich oder ungesund ist, ich muss es nur richtig angehen: indem ich meine Körperweisheit aktiviere, mich wieder von Neuem auf ein intuitives Essverhalten konzentriere und gleichzeitig die Vorteile des Fastens in mein Essen integriere, kann ich das Beste von beiden Zugangsweisen herausholen. Genauso kann es funktionieren. Denn beide Ansätze haben die gleiche Gültigkeit und Berechtigung. Ich bin wieder im Spiel!

Jetzt ist auch die Freude am Experiment zurückgekehrt. Doch ich muss dafür tief hineintauchen. In meine Gedanken, meine Emotionen, meine Psyche. Schon jetzt fallen mir einige Muster und Verhaltensweisen ein, die ich wohl verändern oder überhaupt aufgeben muss. Ab nun werde ich bei meinen weiteren Fastenerfahrungen sehr achtsam sein. Denn ich möchte auf keinen Fall meine Zwanghaftigkeit, die ich als junge Erwachsene dem Essen gegenüber gepflegt habe, zum Leben erwecken. Wie leicht das möglich ist, habe ich eben erfahren. Da wartet eine Menge Arbeit auf mich!

Teil II
Fasten mit Bauch und Köpfchen

VON DER ACHTERBAHN ZURÜCK AN DEN START

Am Abend setze ich mich gemütlich auf die Couch und denke nach. Warum habe ich überhaupt mit dem intermittierenden Fasten begonnen? Ich war neugierig, was diese Methode, von der alle so begeistert sind, kann. Auch wollte ich mich damit besser fühlen, gesünder und leichter. Die Kilos, die sich in den letzten zwei Jahren hinaufgeschummelt haben, wollte ich wieder los werden. Und ich wollte mehr Bewegung in mein Leben bringen. Das will ich noch immer. Aber ich fühle mich nicht besser, sondern eher wie auf einer Achterbahnfahrt. Denn ich habe bei der Sache eines vergessen, und zwar das Allerwichtigste: meinen Körper. In den letzten drei Monaten habe ich enorm viel Widerstand gegen das Fasten und gegen die Regeln, die ich mir selbst auferlegt habe, aufgebaut. Anstatt mit meinem Körper zusammenzuarbeiten, habe ich gegen ihn gekämpft.

Wir sind nicht getrennt von unserem Körper, sondern wir *sind* unser Körper. Doch meist stimmen die Gedanken und Vorstellungen, die wir im Kopf haben, nicht mit dem Rest unseres Körpers überein. Wir kämpfen mit dem Kopf gegen den Körper. Wir beschließen, dass wir zu dick, zu dünn, nicht attraktiv genug und nicht wertvoll sind. Und dann machen wir uns daran, den Körper entsprechend zu formen. Um ihn dünner zu haben, damit er besser aussieht und wir uns gerne damit zeigen. Denn mit unserem schön getrimmten Körper bekommen wir viel Lob von anderen Menschen. Wir werden gemocht, wir gehören dazu. Doch wie es in uns drinnen aussieht, das wollen wir nicht wissen und schon gar nicht anderen zeigen. Wir wollen nicht erkennen, dass wir weder körperlich völlig gesund sind, noch dass unsere Psyche unter all diesem Druck, unter dem wir stehen, leidet.

Obwohl ich mich schon so viele Jahre mit den Zusammenhängen von Essen, Körper und Psyche beschäftige, bin ich doch in die Falle getappt. Obwohl ich es eigentlich besser wissen sollte, habe ich wieder begonnen, gegen den Körper anzukämpfen, anstatt mit ihm zusammenzuarbeiten. Was für eine Erkenntnis! So komisch es klingt – ich freue mich darüber. Denn jetzt, wo ich die Zusammenhänge klar erkenne, kann ich wieder auf den richtigen Weg zurückkehren. Auf meinen Weg, bei dem es um echte Gesundheit und Wohlbefinden geht und nicht um das passende Aussehen im Bikini. Wenn ich im ständigen Kampf bin und meinen Seelenfrieden dafür aufgeben muss, um ein paar Kilos weniger zu wiegen, dann ist es das nicht wert. Es ist an der Zeit, dass ich den Kampf zwischen Kopf und Körper hinter mir lasse und mich wieder mit der Weisheit meines Körpers verbinde.

Das bedeutet für mich, dass ich mich von allen Konzepten und Plänen lösen und in die Tiefe eintauchen muss. Ich schließe die Augen und lasse mir einige Minuten Zeit, um in die Ruhe zu kommen. Ich beobachte meinen Atem, wie er leicht und ganz von selbst durch mich hindurchfließt. Ein stetes Kommen und Gehen, ein Sich-Ausdehnen und Sich-wieder-Zusammenziehen. Ein natürlicher Rhythmus wie die Wellen des Meeres, die ans Ufer schwappen und sich wieder zurückziehen. Ich lasse mich ein auf diesen Rhythmus, diese fließende Veränderung, die sich doch immer wiederholt. Jetzt bin ich ruhig, zentriert und in tiefer Meditation. Ich bin bereit, meine innere Welt zu erkunden. Sanft bitte ich meinen Körper, mir ein Bild zu schicken. Mir zu zeigen, wie er sich fühlt. Sofort tauchen vor meinem inneren Auge Bilder auf. Ich sehe einen Raum mit einem einzigen Fenster, durch das Tageslicht hineinströmt. Das Fenster ist vergittert und ziemlich klein und lässt kaum Lichtstrahlen durch. Mitten im Raum steht ein Sessel, auf dem ich eine Gestalt erkennen kann. Das Gesicht ist leicht zur Seite gedreht in dem Versuch, den traurigen Ausdruck in dessen Zügen zu verbergen. Doch ich sehe ihn. Und ich kann noch etwas erkennen: ein geduldiges Ausharren, verbunden mit einem Funken Hoffnung. Alles das kann ich an der Körperhaltung dieser Person ablesen und ich kann es auch spüren. In mir steigt eine Welle von Mitgefühl hoch und meine Augen füllen sich mit Tränen. Denn ich habe sofort erkannt, dass dies mein Körper ist. Gefangen in einem Raum, geduldig ausharrend. In diesem Raum ist noch jemand. Aus einer dunklen Ecke tritt eine uniformierte Person in den gedämpften Lichtkegel der hereinfließenden Sonnenstrahlen. In ihrer Hand trägt sie einen riesigen Schlüsselbund. Diese Person repräsentiert eindeutig meinen Kopf mit seinen gesamten mentalen Konzepten. Was für ein Schlamassel, ich habe meinen Körper in einen dunklen Raum sperren lassen. Ich laufe hin zu meinem Körper und nehme ihn fest in die Arme. »Es tut mir so leid, dass ich dich einsperren habe lassen«, flüstere ich leise in sein Ohr. »Ab nun werde ich fürsorglich und liebevoll mit dir umgehen.« Die Person in Uniform sieht mich fragend an.

»Kommt«, sage ich zu den beiden Gestalten. »Lasst uns ausführlich über alles reden.«

Vor meinem inneren Auge entsteht ein neues Bild. Wir befinden uns jetzt in einem hell und freundlich wirkenden Konferenzraum mit riesigen Glasfronten, von denen aus man einen herrlichen Blick über die Stadt hat. Darin sind fünf Stühle zu einem Halbkreis aufgestellt, am vorderen Ende des Raumes befindet sich eine große Pinnwand, ein Flipchart sowie ein Tisch, auf dem bunte Stifte, Papier und allerhand Büromaterial in einem wilden Durcheinander liegen. »Nehmt Platz«, höre ich eine Stimme und hinter der Pinnwand tritt eine attraktive blonde Dame in einem schicken, dunkelblauen Kostüm, weißer Bluse und hochhakigen Schuhen hervor. Es ist die beste Version meiner selbst aus der Zukunft. »Ich habe den Auftrag, wieder Ordnung in eure Leben zu bringen«, fährt sie mit ihrer klaren und melodisch klingenden Stimme fort. »Da ist in letzter Zeit einiges schiefgelaufen«, ergänzt sie mit einem leichten Lächeln. »Aber keine Sorge, das kriegen wir schon wieder hin.« Dann richtet sie folgende Worte an mich: »Einiges, was du tust, läuft noch unbewusst ab. Du solltest dir dringend ein paar Muster und Verhaltensweisen ansehen. Wenn du erkannt hast, dass sie sich gegen deine Gesundheit richten, kannst du sie verändern.« Dann fügt sie noch mit einem Lächeln hinzu: »Keine Sorge, es wird dir leichtfallen. Denn es ist nur ein endgültiges Verabschieden von etwas, was du auf einer unbewussten Ebene schon erkannt hast.«

Nach diesen Worten verblasst das Bild und ich finde mich in meinem Wohnzimmer auf der Couch sitzend wieder. Das war ein tiefes Eintauchen in meine innere Welt. Das Unterbewusstsein hat mir wirklich aussagekräftige Bilder geschickt. Ich weiß jetzt genau, was meine nächsten Schritte sind: wieder mit meinem Körper zusammenarbeiten, und außerdem in meiner inneren Welt Ordnung schaffen. Ich werde ab nun alles, was irgendwie mit Essen und der Beziehung zu meinem Körper zu tun hat, genau betrachten und dann entscheiden, ob es gut für mich ist oder ob ich es verändern will. Denn Veränderung beginnt immer von innen nach außen.

KURSKORREKTUR – DIE MACHT DES TRIGGER-FOODS

Ich mache mich wieder auf den Weg. Hatte ich mich verirrt und bin in die verkehrte Richtung marschiert? Nein, eigentlich war der Weg nicht falsch. Es war ein Umweg, den ich gegangen bin. Auch wenn ich drei Monate dafür gebraucht habe, um zu erkennen, dass ich meine Fastenversuche nicht nur mit dem Kopf und der Willenskraft allein durchführen kann, ist es keine vertane Zeit. Ich muss meinen Körper und meine Psyche mitnehmen. Wichtig ist die Erkenntnis, die ich dabei gewonnen habe, allein darum geht es.

Ich habe während der letzten drei Monate nicht nur in einem Esstagebuch alles, was ich gegessen habe, penibel genau notiert, sondern ich habe auch in einem dicken, karierten College-Block Aufzeichnungen gemacht. Wann immer ich das Bedürfnis hatte, etwas aufzuschreiben, habe ich es getan. Auch von den Tagen, wo ich nicht gefastet habe, befinden sich Notizen in meinem Block. Diese gehe ich jetzt durch, um mir im Nachhinein ein Bild von mir und meinem Essverhalten zu machen, das in letzter Zeit etwas durcheinandergeraten ist.

Zuerst blättere ich mein Esstagebuch durch. Die Tage, an denen ich gefastet habe (bei der 10:2-Methode) oder an denen ich nur 500 Kalorien (bei der 5:2-Methode) zu mir genommen habe, sind in der Tat vorzeigbar. Nichts zu essen bedeutet, nichts zu essen, da gibt es keinen Spielraum. Doch diese Tage kann ich an einer Hand abzählen, denn so viele gab es nicht davon. Die 10:2-Methode habe ich nach acht Tagen abgebrochen, und im Juni hatte ich wöchentlich zwei Tage, an denen ich nur wenig essen durfte. Die Tage, an denen ich mich an der 16:8-Methode versuchte, und die normalen Esstage zwischendurch geben jedoch ein anderes Bild ab. Zuerst schaue ich mir an, was mir an den Nicht-Fastentagen positiv auffällt. Grundsätzlich ist die Nahrung, die ich zu mir nehme, das, was man unter »gesunder und ausgewogener Kost« versteht. Zum Frühstück gibt es meist frisches Obst oder auch mal ein warmes Getreidefrühstück wie Porridge. Zum Mittagessen koche ich selbst, sofern es die Zeit erlaubt und ich zu Hause bin. Da finde ich Eintragungen wie: Spinat mit Spiegelei und Kartoffeln, Röstgemüse mit Parmesan, gebratener Tofu mit Salat oder Hirseeintopf. Das Abendessen ist meist kalt, wie Mozzarella mit Tomaten, Joghurt mit diversen Flocken, Nüssen und eine Banane oder auch die Reste des Mittagessens. Als Dessert gibt es oft eine Rippe dunkle Schokolade oder ein Schälchen mit Nüssen und mehr als zwei Schalen Kaffee pro Tag trinke ich nicht. Fertigprodukte oder Junkfood findet sich kaum in den Aufzeichnungen. Das klingt alles ganz gut und auf den ersten Blick ist nichts daran auszusetzen. Schwierig wird es, wenn ich unterwegs bin, dann muss ich im Vorfeld planen, wann ich esse, und etwas mitnehmen. Das funktioniert aber nicht immer und auch hierbei bin ich etwas nachlässig geworden. Denn heimlich und unschuldig haben sich ein paar alte Muster von früher eingeschlichen. Wenn ich mir meine Notizen genauer ansehe, sind Bemerkungen wie »zu große Portion«, »spät am Abend beim Fernsehen noch gegessen«, »Heißhunger – Schokolade und Käse genascht« am Rand der Seite angefügt. Dazu kommt noch meine Gier nach Süßem, der ich trotz bester Absicht, es nicht zu tun, immer wieder nachgegeben habe. Auch wenn es selbst gebackener

Kuchen ist oder Kekse aus Haferflocken. Süßes ist Süßes und mehr als eine kleine Portion, hin und wieder genossen, ist für mich einfach nicht verträglich.

Es ist natürlich klar, dass das Fasten an wenigen Tagen die Ernährungsfehler nicht aufwiegt, die sich bei mir jetzt schwarz auf weiß zeigen. Ich werde mit dem Fasten keine Erfolge verzeichnen können, wenn ich nicht alle meine ungesunden Essmuster entlarve und sie korrigiere. Einige Muster, wie beim Fernsehen abends zur Schokolade oder zu Nüssen zu greifen oder beim Mittagessen die Portionen zu groß zu halten, sind mir durchaus bewusst, doch tappe ich immer wieder in dieselbe Falle. Dadurch, dass ich mir sage: »Das ist aber eh gesund«, sabotiere ich mich selbst. Es sind trotzdem zusätzliche Kalorien, die mein Körper nicht braucht. Und wenn die Energie, die ich zu mir nehme, nicht gebraucht wird, wird sie als Fett gespeichert. Logisch, dass dann die Hosen kneifen.

Während ich weiter meine Notizen über mein Essen durchgehe und in meinen Aufzeichnungen lese, erkenne ich ein weiteres Muster, das ich ändern sollte, wenn ich wirklich Frieden mit dem Essen schließen möchte. Ich habe einige »Trigger-foods«, von denen ich mich viel zu oft verführen lasse. »Trigger-foods« sind Lebensmittel, die ein ungesundes Essverhalten auslösen, uns also »triggern«. Dazu gehören vor allem fett- und zuckerreiche Nahrungsmittel, die eine biochemische Reaktion in uns hervorrufen (darüber werde ich später noch ausführlicher schreiben). Es kann aber auch eine beliebige Speise, mit der wir eine gewisse Assoziation verbinden, und jedes beliebig andere Lebensmittel sein. Schon ein Bissen davon kann ausreichen, dass man die Kontrolle über sein Essen verliert und nicht mehr aufhören kann. Die Gründe dafür sind sowohl körperlich als auch psychologisch und es wird oft geraten, seine speziellen »Trigger-foods« erst einmal gar nicht im Haus zu haben. Es wäre natürlich weitaus besser, die Angst vor einem bestimmten

Essen zu verlieren. Wenn wir all das Essen, das uns Energie gibt und uns nährt, als neutral ansehen, können wir dieser Falle entkommen. Doch ganz so leicht ist es nicht, denn wir Menschen sind komplexe Wesen, die oft unbewusst und irrational handeln und uns von Reizen (von außen oder von innen kommend) leiten lassen.

Ich kenne meine »Trigger-foods« sehr gut und habe mir sogar irgendwann einmal die Mühe gemacht, alle, die mir eingefallen sind, aufzuschreiben. Allem voran ist Vollmilchschokolade. Dann kommen alle anderen Süßigkeiten. Außerdem Erdnüsse, Nussbutter, weißer Reis, helles Brot und stark gesalzener, reifer Käse. Ich habe gelernt, ihnen die Macht zu nehmen, mich nicht mehr von ihnen zum Überessen verführen zu lassen. Der Schlüssel dazu ist Bewusstheit. Wenn ich bewusst esse, kann ich alles essen, aufhören, wenn ich satt bin, und bin nicht verleitet, mehr davon zu essen. Doch diese Bewusstheit, was Essen betrifft, hat bei mir in letzter Zeit abgenommen, sie ist oft sogar in eine Unbewusstheit umgewandelt worden. Was unbewusst ist, können wir aber nicht sehen, denn dann haben sich die sprichwörtlichen blinden Flecken gebildet. So muss ich erkennen, dass ich mich durch »Trigger-foods« immer wieder dazu verleiten lasse, zu viel davon zu essen.

Mit neuer Klarheit lege ich meine Aufzeichnungen zur Seite. Das ist also in der letzten Zeit mit meinem Verhalten passiert. Es wurde von meinem Unbewussten gekidnappt. So völlig, wie ich dachte, haben die »Trigger-foods« nicht die Macht über mich verloren. Immer wieder habe ich zu viel davon gegessen, über meine Sattheit hinaus. Nicht, dass ich mich damit überessen oder Unmengen davon verschlugen hätte. Doch es war zu viel für meinen Körper. Kein Wunder, dass sich meine Taille in den vergangenen Monaten fast verabschiedet hat. Ich kann jetzt nicht mehr meinen Hormonen allein die Schuld geben, dass die Waage mehr anzeigt, als mir lieb ist. Es ist mein Essverhalten, dass einer Korrektur bedarf und verändert werden will. Denn es steht eindeutig meinem Wohlbefinden im Weg. Dazu muss ich mir noch einmal deutlich klarmachen, wozu Essen eigentlich gedacht war und warum wir überhaupt essen.

PHYSISCHER, MENTALER UND EMOTIONALER HUNGER – DREI GRÜNDE, WARUM WIR ESSEN

Eigentlich ist es einfach. Wenn wir hungrig sind, sollen wir essen, und wenn wir satt sind, damit aufhören. Die Aufgabe von Essen ist es, uns Energie zu geben, damit unser Körper alle seine Funktionen aufrechterhalten kann und wir mit Elan und Kraft gut durch den Tag kommen. So ist es von der Biologie vorgesehen. Doch wir Menschen essen nicht nur nach Bedarf, wie Wildtiere das tun. Wäre es so, gäbe es weder Übergewicht noch Diabetes und Bluthochdruck. Die meisten von uns decken mit der Nahrung zusätzlich andere Bedürfnisse. An vorderster Stelle steht dabei das Bedürfnis nach Genuss und nach Wohlbefinden. Das ist auch in Ordnung, wenn wir dabei auf unseren Körper und seine Signale hören und uns nicht von der Gier und einem Suchtverhalten leiten lassen. Auch die äußeren Einflüsse von Werbung, Medien und unserem gesamten Umfeld bestimmen unser Essverhalten und es ist schwer, diesem zu entkommen. Leben wir doch in einer äußerst komplexen Welt, in der Essen heutzutage eine viel zu große Rolle spielt. Essen stillt nicht nur mehr unseren Hunger, sondern es dient oftmals als Krücke, um das Leben leichter und erträglicher zu machen. Doch letztendlich wird unser Leben durch zu viel Essen nicht leichter, sondern schwieriger.

Die Gründe, warum wir essen, sind vielfältig, haben allerdings ihren Ursprung aus drei verschiedenen Ebenen: der körperlichen, der mentalen und der emotionalen Ebene. Die körperliche Ebene ist die offensichtlichste von allen. Wenn wir zu lange nichts gegessen haben, werden wir hungrig. Hunger ist ein deutliches Signal und zeigt uns an, dass es Zeit wird, etwas zu essen, um dem Körper Energie bereitzustellen. Hunger ist ein starker biologischer Trieb, denn für den Körper geht es ums Überleben. Wer schon einmal so richtigen Heißhunger entwickelt hat, weiß, wie stark dieser sein kann. Hunger wird von unseren Hormonen reguliert, vor allem Leptin und Ghrelin sind an der Steuerung von Hunger und Sättigung beteiligt. Aber auch Cortisol und Insulin spielen dabei eine nicht unwesentliche Rolle. Das Hormon Leptin wird in den Fettzellen gebildet, hemmt den Appetit und reguliert den Fettstoffwechsel. Ist viel von diesem Hormon vorhanden, sind wir nicht hungrig. Das Hormon Ghrelin wird im Magen freigesetzt. Es verstärkt den Hunger, senkt den Stoffwechsel und schränkt das Fettverbrennungsvermögen des Körpers ein. Cortisol wird bei Stresssituationen in der Nebenniere gebildet und ausgeschüttet und hilft uns, herausfordernde Situationen wach und konzentriert zu meistern. Ist jedoch unser Cortisolspiegel durch Dauerstress konstant erhöht, bringt er das empfindliche Gleichgewicht von Leptin und Ghrelin durcheinander. Dadurch steigt der Hunger nach schnell verfügbarer Energie, den wir mit Schokoriegel, Chips und Fastfood stillen. Sind unsere Hormone aus dem Gleichgewicht geraten, kann das dazu führen, dass wir ständig hungrig sind, auch wenn wir gerade etwas gegessen haben. Wir haben schon gehört, dass ständiges Naschen unseren Blutzucker auf eine Achterbahn schickt. Auch wenig Sonnenlicht, Stress und Schlafmangel lassen unsere Hormone aus der Reihe tanzen und uns hungrig den Kühlschrank durchforsten, auch wenn unser Körper eigentlich gar keine Energie braucht. Um unsere körperlichen Hunger-

und Sättigungssignale in einem gesunden Bereich zu halten, ist es vorerst einmal wichtig, eine hormonelle Balance in unserem Körper zu schaffen. Was wir alles dafür tun können, werde ich im letzten Abschnitt des Buches ausführlicher besprechen.

Kommen wir nun zur mentalen Ebene des Hungers. Hunger entsteht im Kopf. Damit ist gemeint, dass sich zwar der Hunger auf der körperlichen Ebene ausdrückt, wir jedoch mit unserem Denken entscheiden, wie wir damit umgehen und darüber denken. Wir alle haben Verhaltensweisen entwickelt, die uns essen lassen, obwohl wir nicht hungrig sind. Die Schokolade zum Nachtisch, die Chips zum Fernsehkrimi am Abend und der Kuchen zum Kaffee am Sonntagnachmittag. Alles das sind Verhaltensmuster, die wir uns angewöhnt haben. Uns wurde als Kinder beigebracht, unseren Teller leer zu essen. Jetzt, wo wir Erwachsen sind und frei entscheiden können, tun wir es trotzdem noch. Wir erkennen nicht, dass der Gedanke »Ich muss immer alles aufessen« uns nicht mehr dienlich ist. Auch unsere Überzeugung »Wenn sich am Nachmittag der kleine Appetit meldet, brauche ich einen Snack« entstammt einem mentalen Konzept, das wir in unserem Kopf gebildet haben. Ab dem Moment, wo wir uns unser Verhalten bewusst machen, wo wir auf unsere Gedanken und Essmuster einen kritischen Blick werfen, erkennen wir, wie sehr wir uns von alten Glaubenssätzen und unbewussten Anteilen haben leiten lassen.

Ich selbst bin keine Ausnahme. Obwohl ich mich die letzten 20 Jahre mit meinem Essverhalten auseinandergesetzt habe, habe ich in der letzten Zeit alte Muster wiederholt, die ich eigentlich schon längst aufgegeben hatte. Auch gibt es noch einige Glaubenssätze in mir über das Essen, die schon längst veraltet sind und die ich nicht mehr brauche. Mein Fastenexperiment ist deshalb eine gute Gelegenheit, meine Denkweise genau zu überprüfen, damit der Hunger im Kopf in Zukunft keine Chance mehr hat.

Über die emotionale Seite des Essens habe ich in meinem Buch »Braucht die Seele Apfelstrudel?« ausführlich geschrieben. Wir alle essen hin und wieder aus Freude oder Frustration oder weil wir traurig sind, und das ist auch in Ordnung so. Doch ab dem Augenblick, wo wir Essen dazu verwenden, um Emotionen nicht mehr zu spüren, sind wir auf verlorenem Posten. Kein Essen dieser Welt kann unsere Probleme lösen. Wir können weder Liebeskummer mit Eiscreme heilen noch können wir unseren Schmerz in einem Schokomilchshake ertränken. Wir glauben, wir können starke Gefühle nicht aushalten, aber damit haben wir unrecht. Gefühle sind da, um gefühlt zu werden. Die intensiven, die weniger intensiven und diejenigen, die nur ein ganz leichtes Unwohlgefühl erzeugen. Dabei geht es die meiste Zeit nicht um einen großen Schmerz, sondern um unsere Alltagsgefühle. Ein gewisses Unbehagen oder ein leichtes Unwohlsein, das wir nicht spüren wollen. Und anstatt genauer hinzuschauen, greifen wir lieber zum Stück Kuchen. Damit fühlen wir uns gleich wohler, vorerst jedenfalls. Eines jedoch ist sicher: Das nicht gefühlte Gefühl kommt so lange zurück, bis wir es fühlen.

Wir müssen lernen, unsere Gefühle auszuhalten, ohne gleich zum Essen zu greifen. Stellen wir uns einmal vor: Wir haben beschlossen, auf Süßes zu verzichten. Dann bringt uns unsere Nachbarin ein Stück Kuchen vorbei. Wir haben nun folgende drei Möglichkeiten. Wir können das Stück Kuchen essen – damit haben wir aber das Versprechen an uns gebrochen. Das mögliche Schuldgefühl, das dabei entstanden ist, ignorieren wir. Die zweite Möglichkeit ist, unsere ganze Willenskraft zu sammeln und das Stück in den Kühlschrank zu packen. Die dabei entstandenen Gefühle (von Frustration, Langeweile oder des Gefühls, immer zu kurz zu kommen) werden gleich mit im Kühlschrank gelagert. Die dritte – und gesündeste – Variante ist, alle Gedanken und Gefühle, die vor diesem Stück Kuchen auftauchen, wahrzunehmen. Alle Gefühle da sein zu lassen und sie zu fühlen. Das heißt aber nicht, dass wir uns im Gefühl verlieren, uns daran festklammern und es nicht mehr loslassen wollen. Ein Gefühl braucht Raum, unsere Aufmerksamkeit, unser Wohlwollen und unser Mitgefühl. Wenn wir so ein Gefühl behandeln, dann ebbt es schnell wieder ab und zieht weiter. Das Stück Kuchen hat seine emotionale Ladung verloren. Wir brauchen es deshalb nicht mehr zu essen, denn der emotionale Hunger hat sich aufgelöst.

Nach dieser Rückbesinnung auf die drei Ebenen des »Hungers« bin ich mir nun wieder viel bewusster, warum und wann ich zum Essen greife. Diese Erkenntnis baue ich jetzt in meine weiteren Fastenversuche ein. Denn nicht der Kopf allein bestimmt, wie wir uns verhalten, sondern vor allem unsere Gefühle.

DISZIPLIN TRIFFT BAUCHGEFÜHL

Somit beginne ich mit meinem Fastenexperiment wieder von vorne. Doch diesmal arbeite ich mit meinem Körper zusammen und nicht wieder gegen ihn, so wie ich das bei meinen vorigen Versuchen getan habe. Ich lasse alle strengen Regeln außen vor. Kein »Ich muss« oder »Ich sollte« mehr. Mein Wissen und die Erfahrungen, die ich bis jetzt beim Fasten gesammelt habe, nehme ich nun zusammen und ergänze es mit einem gesunden und bewussten Essverhalten und lasse vor allem meine Körperweisheit wieder sprechen. Ich bringe wieder Klarheit zurück in mein Essen und meine Ernährung. Und dieses Mal – da bin ich mir absolut sicher – wird das intermittierende Fasten funktionieren. Ganz einfach deshalb, weil ich das Konzept nehme und es auf mich persönlich abstimme. Ich schneidere mir mein eigenes Fasten- und Esskleid. Ich stecke es so oft ab, ändere die Nähte, mache es hier enger und dort weiter, bis es nicht nur perfekt sitzt, sondern ich mich damit auch absolut wohlfühle.

Was wünscht sich mein Körper, wenn es ums Essen geht? Was tut ihm gut? Kaum stelle ich diese Fragen, tauchen auch schon die Antworten auf. Natürlich weiß ich es, ich habe es vor langer Zeit herausgefunden und danach gelebt. Dass ich in der letzten Zeit etwas nachlässig damit war, hat mich schließlich dazu bewegt, das intermittierende Fasten auszuprobieren. Ich wusste intuitiv genau, dass es mich auf einen gesunden Weg zurückbringen wird. Der Umweg mit meinen bisher wenig erfolgreichen Versuchen war nicht geplant, doch war er letztendlich auch notwendig. Denn Scheitern gehört zum Erfolg.

Mein Körper braucht Struktur und Regelmäßigkeit. Nicht nur bei den Mahlzeiten, sondern auch in seinem ganzen Tagesablauf. Ich bin es von Kind an gewohnt, um zwölf Uhr zu Mittag zu essen, und das habe ich bis heute beibehalten. Ich gehe auch – wenn es mein Tagesplan erlaubt – um die gleiche Zeit schlafen und stehe um die gleiche Zeit auf. Bleibe ich einmal zu lange auf, fühle ich mich am nächsten Tag nicht so fit wie üblich. Ich habe in der Vergangenheit immer wieder versucht, mich einem anderen Rhythmus anzupassen, doch spät am Abend zu essen und noch später schlafen zu gehen wird für mich schnell zur Qual. Schließlich habe ich akzeptiert, dass ich eben nicht partytauglich bin, und ich fühle mich wohl damit. Durch meine Fastenversuche in den letzten drei Monaten habe ich jedoch meine Struktur etwas durcheinandergebracht. Auch die Regelmäßigkeit hat gelitten, weil ich nie lange bei einer Methode geblieben bin. Ich möchte deshalb meine Essenszeiten wieder in einen geeigneten Rhythmus zurückbringen. Ich will austesten, wann es für meinen Körper am besten ist zu essen und wie lange er dann fasten möchte. Wenn ich zurückdenke, war die 16:8-Methode meinem eigenen Rhythmus sehr ähnlich. Doch ich möchte nicht wieder den Fehler machen und meinem Körper ein vorgegebenes Konzept vorsetzen und von ihm dann verlangen, dass er sich damit sofort wohlfühlt. Deshalb werde ich am Beginn das Essfenster größer halten, damit sich mein Körper an die Zeit des Nicht-Essens gewöhnt. Ich werde mich also schrittweise herantasten, mich hineinlehnen in das Konzept von 16 Stunden Fastenzeit und acht Stunden Essenszeit. Wenn ich meine Frühstückszeit zwischen sieben und acht Uhr lege und zwischen 17 und 18 Uhr zu Abend esse, habe ich immerhin schon ein Fastenfenster von 13 bis 14 Stunden. Damit komme ich bereits in den Genuss der Autophagie. Sie erinnern sich an die Ausführungen dazu weiter vorne? Diese beginnt nach etwa 12 bis 14 Stunden. In meinen Zellen wird aufgeräumt sein, wenn ich nach meiner Esspause das Frühstück am nächsten Tag einnehme. Auch wird mein Körper vom Kohlenhydrat- auf den Fettstoffwechsel umschalten. Abhängig vom individuellen Grundumsatz sind zwischen 10 und 16 Stunden die Glykogenspeicher in der Leber leer und die Fettzellen werden angehalten, Fettsäuren zur weiteren Energiegewinnung freizusetzen. Ich habe damit alle Vorteile des intermittierenden Fastens, ohne meinen Körper zu sehr zu belasten. Somit habe ich wieder eine Struktur geschaffen, die ich langfristig einhalten kann. Wie weit ich mein Fastenfenster noch ausdehnen werde, wird sich zeigen. Natürlich – und das ist sehr wichtig – werde ich dieser Struktur eine gewisse Flexibilität erlauben. Denn an Tagen, an denen ich unterwegs bin und Termine einhalten muss, kann ich vielleicht nicht genau dann essen, wann ich gerne möchte. Hier ist – das weiß ich aus Erfahrung – eine gute Planung wichtig.

Wann ich esse, habe ich nun für mich geklärt, nun geht es um das »was«. Welches Essen gut für mich ist, darüber brauche ich nicht lange nachzudenken. »Gut für mich« heißt, dass ich mich während des Essens, nach dem Essen und auch am nächsten Tag wohlfühle. Also Gerichte, die mein Körper gut verstoffwechseln kann, mich nicht müde machen und mir schmecken. Das ist natürlich individuell verschieden, denn wir Menschen haben unterschiedliche Körpertypen. Wenn jemand lieber zu gegrilltem Fleisch als zum Getreidelaibchen greift, weil er sich damit danach – und auch langfristig – gut fühlt, dann ist es genau das Richtige für ihn. Es geht darum, ehrlich und offen in sich hineinzuspüren und dann die Bereitschaft zu haben, vielleicht auch etwas zu verändern, wenn der Körper eindeutig sagt, dass er anders behandelt werden möchte. Mein Körper liebt viel frisches Obst und Gemüse, im Sommer Salate, im Winter warme Gerichte wie Suppen und Eintöpfe. Als Kohlenhydratquelle möchte er Hirse, Quinoa, Buchweizen, Reis und Vollkorngetreide. Das Eiweiß hat er am liebsten aus Hülsenfrüchten wie Bohnen, Linsen und Kichererbsen, aber auch aus Tofu, Milchprodukten und Fisch. Nüsse tun ihm gut, aber nur in kleinen Portionen. Mein Körper braucht leichtes Essen und vor allem nicht zu viel davon. Was er gar nicht so gut verträgt, sind Süßigkeiten, frittierte und fette Speisen und Junkfood. Zu viele Nudeln machen ihn ebenfalls träge.

Je besser wir auf unseren Körper hören und uns gut um ihn kümmern, desto mehr ist er auch bereit, mit uns zusammenzuarbeiten. Wir müssen nicht auf »ungesundes Essen« verzichten. Bewusst und voller Genuss ein Schnitzel zu essen ist viel besser, als mit Unlust an einem Tofuburger herumzukauen. Der Appetit auf Speisen, die uns guttun, kommt von allein, wenn wir uns auf unsere Körperweisheit einlassen. Doch kein Meister ist vom Himmel gefallen, und herauszufinden, was wirklich gut ist für den Körper, dauert seine Zeit.

Doch mein Körper möchte keinen strikten Regeln unterworfen werden und ich darf mir auch erlauben, Lasagne, Schokolade oder ein Stück Kuchen mit Schlagsahne zu essen. Ich bin aufgefordert, auf meine Körperweisheit zu hören und nicht von vornherein alles vom Speiseplan zu verbannen, was eventuell ungesund sein könnte.

Meine wirkliche Herausforderung liegt jedoch nicht bei dem, was ich esse. Ich habe gelernt, ausgewogen zu essen, und ziehe normalerweise ein Gemüsegericht jeglichem Junkfood vor. Jedoch gibt es noch ein paar innere Saboteure, die mir manchmal alles vermasseln wollen. Sie lassen mich zu viel und zu schnell essen und verführen mich dazu, ungesunde Snacks und Süßigkeiten zu naschen. Wenn ich meinem Körper wirklich die beste Behandlung zukommen lassen möchte, werde ich mich wohl auch mit ihnen beschäftigen müssen.

SNACK AS SNACK CAN …

Was ich mir abgewöhnen möchte, sind Zwischenmahlzeiten. Wenn ich meine drei Mahlzeiten des Tages auf neun bis zehn Stunden aufteile, ist es nicht nötig, dass ich zwischendurch etwas esse. Zwischen den Mahlzeiten liegen ungefähr vier Stunden und die gebe ich meinem Körper, damit er die Nahrung ordentlich verdauen kann. Auch der kleine Snack vor dem Schlafengehen fällt weg, denn da faste ich schon.

Unsere Esskultur hat sich in den letzten Jahrzehnten deutlich geändert. Früher gab es drei Mahlzeiten, zu denen sich die Familie um den Tisch versammelte und gemeinsam aß. Heute kommen wir ohne zusätzliche Zwischenmahlzeiten scheinbar nicht mehr aus. Wir müssen doch unser Energieniveau aufrechterhalten, sonst können wir uns nicht konzentrieren. Am Vormittag greifen wir zum Croissant oder trinken einen großen Becher Kaffee mit viel Milchschaum, der eigentlich kein Getränk, sondern eine Zwischenmahlzeit ist. Am Nachmittag wird die Pause mit einem Müsliriegel, einer Banane oder einem Fruchtjoghurt gefüllt. Oder es werden die Mahlzeiten ausgelassen und immer wieder gesnackt, wenn der kleine Hunger anklopft. Dann muss schnell etwas Essbares her, das oft zwischen Tür und Angel hastig gekaut wird, denn zum Hinsetzen und Genießen bleibt keine Zeit. Heute haben Snacks die traditionellen Mahlzeiten abgelöst. Statt dreimal am Tag wird sechsmal gegessen, auch noch spät am Abend vor dem Schlafengehen. Dieser gesellschaftliche Trend hat sogar einen Namen. Er nennt sich »Snackification« und wurde von der österreichischen Ernährungswissenschaftlerin und Foodtrendforscherin Hanni Rützler geprägt. Unsere Ernährung hat sich an den Rhythmus unseres Arbeitsalltages angepasst. Schneller, mobiler, flexibler. Die positive Seite dieser Entwicklung ist, dass das Angebot an gesunden, leichten Snacks zunimmt. In jedem Supermarkt gibt es schon Salate, Suppen und kleine Gemüsegerichte zum Mitnehmen. Im Vergleich zu den früheren Angeboten, wo sich die Zwischenmahlzeiten auf Fruchtriegel beschränkt haben, hat dieser neue Food-Trend durchaus positive Seiten für die Gesundheit.

Ich muss gestehen, auch ich habe früher immer wieder zu Proteinriegeln oder Müsliriegeln gegriffen, wenn sonst nichts Essbares in der Nähe war. Am Nachmittag, wenn ich die Zeit bis zum Abendessen überbrücken wollte, oder vor dem Sport, weil ich dachte, ich tue meinem Körper etwas Gutes, wenn er einen kleinen Energieschub bekommt. Nach dem Sport, weil es bequem war und ich nichts anderes im Kühlschrank hatte. Doch seit ich mich intensiv mit dem Fasten und der Wirkung auf unseren Körper beschäftige, erkenne ich noch besser die Zusammenhänge aller Abläufe, die vor, während und nach dem Essen auf der physiologischen Ebene stattfinden. Diese Snacks in Riegelform sind im Grunde genommen nichts anderes als verkleidete Süßigkeiten, die als gesund angepriesen werden, es aber nicht sind. Eine Erfindung der Lebensmittelindustrie, die uns weismachen möchte, dass wir nicht länger als vier, sechs oder zehn Stunden ohne Mahlzeit auskommen. Wir brauchen Energie, um uns besser konzentrieren und Leistung erbringen zu können. Und weil wir glauben, dass wir ständig essen müssen, werden wir andauernd dazu verführt, diese kleinen Zwischenmahlzeiten in Riegelform zu kaufen. Jedenfalls: Ich habe mich verführen lassen. Ab jetzt nicht mehr. Ich durchforste meine Küchenschublade, ob ich noch einen Riegel vorrätig habe, und finde tatsächlich einen kleinen Fruchtriegel mit unschuldigen 45 Gramm. Die Aufschrift auf der Verpackung klingt vorerst einmal sehr vielversprechend: vegan, hoher Gehalt an Ballaststoffen, kein Zucker zugesetzt. Außerdem steht darauf, was alles nicht drinnen ist – nämlich Gluten, Soja, Getreide, Milchprodukte und vor allem keine gentechnisch veränderten Zutaten. Mit einem Wort: ein gesunder Snack aus getrockneten Datteln, Rosinen, Erdnüssen, roter Bete, Johannisbeeren, getrockneten Karotten und Rosmarinextrakt als Antioxidationsmittel. Doch beim genaueren Hinsehen entdecke ich, dass der Fruchtriegel 167 Kalorien und ganze 22 Gramm Zucker enthält. Wenn man bedenkt, dass ein Stück Würfelzucker drei Gramm wiegt, dann sind in diesem kleinen, unschuldigen Snack umgerechnet sieben Stück Würfelzucker enthalten. Das ist schon ziemlich heftig, auch wenn es der natürliche Zucker der Datteln und Rosinen ist. Mit zwei Bissen kann dieser Fruchtriegel im Vorbeigehen hinuntergeschluckt werden. Dass er sehr energiereich ist, finden wir erst heraus, wenn wir wie Sherlock Holmes mit der Lupe genauer hinsehen. Trotzdem geht es nicht um die Kalorien, sondern um die Wirkung, die dieser Fruchtriegel auf den Körper hat. Als Dessert nach dem Mittagessen genossen ist dieser Riegel durchaus in Ordnung.

Doch egal, ob Fruchtriegel, Joghurtdrink oder gesunder Snack, sobald wir etwas zu uns nehmen, beginnt unser Körper mit der Verdauungsarbeit. Die Ruhephase, in der Reparaturarbeiten vorgenommen werden und sich der Verdauungsapparat regenerieren kann, ist vorbei. Wenn wir ständig essen und keine längeren Fastenpausen mehr einlegen, gönnen wir auch unserem Körper keine Pausen mehr. Von der Bauchspeicheldrüse wird Insulin produziert, um die Energie aus dem Blut zu schaffen. Kein Wunder, dass sie manchmal schlappmacht und ihre Arbeit nicht mehr machen will, wie die steigende Zahl der Diabeteserkrankungen zeigt.

Ich sage ab jetzt den Zwischenmahlzeiten bewusst Ade. Wenn ich mich zu den Mahlzeiten satt esse, kann der kleine Hunger zwischendurch gar nicht auftauchen. Höchstens in meinem Kopf, wenn die inneren Saboteure aktiv werden. Aber auch denen werde ich bald den Garaus machen und sie zum Schweigen bringen. Wie ich mit ihnen in Verbindung trete, darüber berichte ich in einem späteren Kapitel. Meinen letzten Fruchtriegel werde ich heute nach dem Mittagessen als Dessert zum Kaffee genießen. Doch in Zukunft will ich mich von solchen Zuckerschüben fernhalten.

ZUCKERFASTEN – DEM SÜSSEN BEWUSST BEGEGNEN

Mit Zuckerfasten bin ich vertraut. Habe ich mich doch vor einigen Jahren 100 Tage lang zuckerfrei ernährt und meine Erfahrungen in einem Buch niedergeschrieben. Seitdem gehe ich den Mittelweg, denn vollkommen ohne die Süße des Zuckers möchte ich auch nicht sein. Das würde heißen, keine dunkle Schokolade mehr genießen und auch keine Kekse zu Weihnachten. Ich müsste jede Zutatenliste durchlesen und ständig ein Auge darauf haben, ob nicht doch irgendwo Zucker drinnen ist, wo er gar nicht drinnen sein sollte. Ich könnte auch nie wieder Margaritas trinken. Nicht, dass ich ständig trinken würde, ich kann mich nicht erinnern, wann ich das letzte Mal einen Cocktail getrunken habe. Doch ich möchte die Freiheit haben, es zu tun. Dass ich ohne zugesetzten Zucker auskommen kann, habe ich mir bewiesen. Ich musste außerdem erfahren, dass es wesentlich schwieriger ist, Zucker ab und zu in seine Ernährung zu integrieren, als komplett darauf zu verzichten. Meistens kann ich mich gut auf dem Zucker-Mittelweg halten, doch dann sind Tage wie letzte Ostern, an denen ich blindlings in die Zuckerfalle tappe.

Wie ich schon im Kapitel »Die Blutzucker-Achterbahn« geschrieben habe, ist einer der Gründe, warum wir so gierig nach Zucker sind, ein aus dem Gleichgewicht geratener Blutzuckerspiegel. Wenn meine Bauchspeicheldrüse im richtigen Maß Insulin ausschüttet, die überschüssige Glukose im Blut abtransportiert und zwischen den Mahlzeiten mein Blutzuckerspiegel konstant gehalten wird, entwickelt mein Körper auch keinen Heißhunger. Dann leisten die anderen daran beteiligten Hormone wie Ghrelin und Leptin gute Arbeit, mein Körper sendet keine falschen Hungersignale aus und ist somit gar nicht an Snacks und Zwischenmahlzeiten interessiert. Deshalb werde ich eine Zeit lang meine Blutzuckerwerte beobachten. Nicht nur, um zu erkennen, welche Wirkung etwas Süßes auf meinen Körper hat und ob die Blutzuckerkurve sich wieder auf einen gesunden Wert einpendelt, sondern vor allem auch, um mehr Bewusstsein zu schaffen. Denn alles, was ich esse, hat eine Wirkung auf meinen Körper. Wenn ich die richtigen Entscheidungen treffe, werde ich mit Wohlbefinden belohnt. Wenn ich mich hingegen dazu entscheide, Süßes im Übermaß zu essen, muss ich genauso die Konsequenzen tragen. Die Verantwortung für meine Gesundheit liegt letztendlich bei mir.

Ich habe ja ein Messgerät für den Blutzucker. Das werde ich wieder häufiger einsetzen und trete gleich am nächsten Tag in Aktion. Um 7:30 Uhr gibt es ein großes Stück Wassermelone zum Frühstück, danach eine Tasse Kaffee mit etwas Sahne. Um zehn Uhr hole ich das Messgerät aus der

Schachtel. Seit dem Frühstück sind über zwei Stunden vergangen und mein Blutzuckerspiegel müsste sich wieder auf ein gesundes Niveau eingependelt haben. 93 mg/dl, lese ich am Display ab. Ich vergleiche die Zahl mit den Normalwerten beim Menschen. Der Nüchternblutzucker liegt zwischen 70–99 mg/dl. Nach einer kohlenhydratreichen Mahlzeit sollte der Wert maximal bis zu 160 mg/dl betragen und nach zwei Stunden unter 140 mg/dl sein. Das nächste Mal werde ich nach einer kohlenhydratreichen Mahlzeit messen. Und einmal, wenn ich etwas Süßes gegessen habe oder wenn sich der Heißhunger meldet. Dann bin ich neugierig, was mir meine Werte erzählen werden.

Bei mir ist alles im grünen Bereich. Ich atme tief durch und fühle in meinen Körper hinein. Ich fühle mich gut, verspüre weder Hunger noch Heißhunger. Mein Kopf ist klar, ich bin konzentriert und in guter Stimmung. Ein Glas Wasser und eine kleine Pause wären gut, meldet sich da ein kleines Stimmchen. Ich finde es wirklich spannend, mit meinem Körper kommunizieren zu können. Da taucht ein Gedanke auf, der mich schmunzeln lässt: Ich habe soeben eine Form von Biohacking betrieben.

DIE DUNKLE SEITE DES FASTENS

Ich habe mir vorgenommen, Zucker in Zukunft wieder wie ein Gewürz zu verwenden und nur die Süßigkeiten zu essen, von denen ich weiß, dass sie mir Genuss bringen. Wie zum Beispiel dunkle Schokolade oder selbstgebackener Vollkornkuchen. Außerdem werde ich es mit den Portionen nicht mehr übertreiben. Dass ich ein paar innere Saboteure am Start habe, die mein Handeln immer wieder beeinflussen, weiß ich dennoch und ich werde nicht umhinkommen, mich mit ihnen zu beschäftigen.

Doch vorerst möchte ich einen anderen Gedanken verfolgen, der aufgetaucht ist. Es ist die Schattenseite des Fastens oder besser gesagt die dunkle Seite des Fastens. Diese hat jedoch nichts mit Star Wars und den Jedi-Rittern zu tun. Es geht um unsere eigene dunkle Seite, um unsere Schatten, die im Unterbewusstsein verborgen sind und von denen wir nichts wissen.

Wir alle haben Schatten. Der Begriff des Schattens wurde erstmals vom Psychoanalytiker Carl Gustav Jung geprägt, der Schatten als unbewusste Persönlichkeitsaspekte bezeichnet, mit denen wir nicht identifiziert sind. Gerade wenn es um Essen und Ernährung geht, haben wir viele Schattenaspekte in uns. Und so kann auch beim Fasten ein Phänomen auftreten, das aus unserer dunklen Seite auftaucht. Es ist eine gewisse Überheblichkeit und Arroganz, die sich dabei entwickelt. So kann es etwa passieren, dass wir uns den Nicht-Fastenden gegenüber als »erhabener« oder als »besser« sehen und es den anderen auch spüren lassen. Wer hat das nicht schon selbst erfahren oder bei unseren Mitmenschen beobachtet? Denken wir nur einmal an Fleischesser, die auf Vegetarier hinunterschauen, weil sie deren Einstellung zu radikal finden. Oder Vegetarier, die Fleischesser verurteilen. Auch bei manchen Veganern zeigt sich dieses Phänomen deutlich, wenn sie ihrem Umfeld ungefragt ihre Meinung aufdrängen. Auch bei Fastenden kann diese Arroganz entstehen. Wenn sie mit Erfolg durch ihre neue Lebensweise – sei es nun mit der Krieger-Diät oder dem 18:6-Fasten – abgenommen haben und dann auf ihre weniger disziplinierten Mitmenschen herabsehen, ist sicher ein Schattenaspekt mit im Spiel.

Es gibt ein spirituelles Gesetz, das lautet: »Wie außen, so auch innen.« So ist alles, was es in der Welt da draußen gibt, auch in uns verankert. Alle Eigenschaften und Verhaltensweisen, die wir bei unseren Mitmenschen ablehnen oder sogar abstoßend finden, sind genauso in uns enthalten. Aber da sie ins Unbewusste verdrängt wurden, können wir sie nicht erkennen. Würden sie nicht in uns sein, dann würden uns diese Dinge gar nicht auffallen und wir würden damit nicht in Resonanz gehen.

Bleiben wir als Beispiel beim Schattenaspekt der Arroganz. Warum würde jemand, der fastet, abwertend über seine nicht fastenden Mitmenschen sprechen und sich als besser und wertvoller sehen? Arroganz ist ein Selbstschutz. Während sich arrogante Menschen nach außen hervortun und besserwisserisch auftreten, fühlen sie sich innerlich minderwertig. Durch ihr Auftreten schaffen sie Distanz, um sich vor ihrem Gegenüber zu schützen. Diese geschaffene Unnahbarkeit dient auch dazu, Kränkungen nicht an sich heranzulassen. So kann es durchaus sein, dass jemand, der einmal dick war und durch Fasten an Gewicht verloren hat, sich durch seine Arroganz davor bewahren möchte, wie in der Vergangenheit sich wegen seines Dickseins herabgesetzt zu fühlen.

Doch die eigentliche Frage, die sich mir stellt, ist folgende: Hat mich die dunkle Seite des Fastens auch im Griff? Ich spüre in mich hinein. Begegne ich meinen Mitmenschen mit Arroganz und sehe auf sie herab, weil sie sich anders ernähren? Diese Frage kann ich eindeutig mit Nein beantworten. Ich gestehe jedem zu, sich so zu ernähren, wie er möchte, und das Leben zu führen, das für ihn richtig ist. Gerade wenn es um Essen geht, weiß ich, wie schwierig es manchmal sein kann, die richtigen Entscheidungen zu treffen. Ich habe großen Respekt vor Menschen, die ihre Gesundheit in die Hand nehmen und damit ihr Leben nachhaltig zu einem besseren machen. Doch ich habe auch tiefes Mitgefühl für diejenigen, die es bis jetzt noch nicht geschafft haben, die über ihr Übergewicht unglücklich sind, es sich aber nicht zutrauen, die richtigen Schritte für eine Veränderung zu setzen.

Ich fühle mit Menschen, die mit der Arroganz anderer Mitmenschen zu kämpfen haben und vor allem mit der eigenen Arroganz ihrer Gesundheit gegenüber.

Ich bin also in Sachen Arroganz nicht der dunklen Seite erlegen, doch frei von Schatten bin ich bei Weitem nicht. Denn in der Zwischenzeit ist mir bewusst geworden, dass meine inneren Saboteure, die manchmal mein gesundes Essverhalten lahmlegen, auch Schattenanteile sind. Diese muss ich mir noch genauer ansehen, um sie zu integrieren. Ich werde ihnen bald begegnen.

DAS KROKODIL AM RÜCKSITZ

Während ich meinen neuen Essrhythmus von 15 Stunden fasten und neun Stunden essen gut einhalten kann, begegnen mir doch immer wieder kleine Kobolde im Kopf, die mich zum Naschen und Zwischendurch-Essen verführen möchten. Ich weiß durch gelegentliches Messen meines Blutzuckerspiegels, dass es nicht ein aus der Bahn geratener Glukosespiegel ist, der sich hier bemerkbar macht. Es ist der zweite Grund, warum ich nach Süßem lechze, nämlich mein Belohnungssystem im Gehirn, das hier aktiv wird und nach viel Schokolade schreit.

Dieses Belohnungssystem hat seinen Sitz im limbischen System unseres Gehirns. Es sichert unser Überleben und die Weiterentwicklung der Spezies Mensch, indem es durch die Ausschüttung des Glückshormones Dopamin Verhaltensweisen belohnt, die uns am Leben erhalten. Deshalb ist unser Belohnungssystem gierig nach süßer und fetter Nahrung. Das machte bei unseren Vorfahren durchaus Sinn, wo Essen Mangelware und eine Frage des Überlebens war. Deshalb sind wir mit Überlebensmechanismen ausgestattet, die dafür sorgen, dass wir unsere Gene weitergeben. Wir sprechen auch von einem Motivationstrio, denn jegliches Verhalten des Menschen begründet sich auf drei Ursachen. Wir streben erstens nach Lust (diese wird durch Nahrung und Sex befriedigt), zweitens wollen wir Schmerz vermeiden und drittens ist unser Ziel, alles mit dem geringsten Kraftaufwand zu tun. Kalorienreiches Essen spricht deshalb so sehr unsere Sinne an, weil es uns den größtmöglichen Nährstoffgehalt mit dem geringsten Aufwand bietet. Doch diese alte Programmierung passt nicht mehr zu unserem heutigen Nahrungsangebot mit seiner künstlichen Energiedichte. Was ursprünglich von der Evolution gut durchdacht war, kann uns heute krank machen. Unsere modernen Lebensmittel erzeugen ein unnatürlich großes Vergnügen, das uns in der Lustfalle landen lässt. Unsere gesunden Instinkte werden durch die Gier nach Dopamin überlagert und unsere Nahrung kann zu einer Art Suchtmittel werden, die Euphorie und Rausch auslöst. Wer sich schon einmal mit Süßigkeiten vollgestopft hat, weiß, wovon ich spreche. Doch nach dem Rausch erfolgt immer die Ernüchterung – und das körperliche Unwohlsein.

Doch wir sind deshalb nicht das Opfer unserer Programmierungen. Glücklicherweise hat der Mensch im Laufe der Evolution den präfrontalen Cortex entwickelt, der im jüngsten Teil des Gehirns ansässig ist. Dort befindet sich die Insula oder Inselrinde. Sie ist die Schaltstelle, die für die Kommunikation zwischen den verschiedenen Teilen des Gehirns verantwortlich ist und das Zusammenspiel aller Gehirnregionen steuert. Im präfrontalen Cortex treffen wir Entscheidungen und erlangen neue Erkenntnisse. Wir reflektieren über uns, über unsere Gedanken und Handlungen. Unser Verhalten können wir nur im präfrontalen Cortex verändern, nicht aber im limbischen System.

So stehen sich zwei Systeme gegenüber: Das Belohnungssystem ist auf Glück, Genuss, Freude und Vergnügen ausgerichtet, der präfrontale Cortex ist für das rationale Denken zuständig. Wie wir uns entscheiden – ob wir die Chipstüte leeren oder nicht, ist also immer darauf zurückzuführen, in welchem Teil des Gehirns wir die Entscheidung treffen.

Halten wir uns im limbischen System auf, ist die Entscheidung, die gesamte Tafel Schokolade aufzuessen, unbewusst. Es »passiert« einfach, wir greifen zum Essen und werden ins Dopaminparadies entführt. Wenn wir wieder klar denken können – also wieder im denkenden Gehirnteil sind –, sitzen wir vor der leeren Verpackung oder ein paar Krümeln vom Rest der Schokolade. Doch auch wenn unsere Entscheidung unbewusst war, haben wir trotzdem die Konsequenzen zu tragen. Es hilft nichts, wenn wir uns wie ein kleines Kind die Augen zuhalten und dabei glauben, dass uns keiner sieht.

Wir können zwei Dinge tun, um unser Belohnungssystem umzupolen, damit wir nicht in der Lustfalle landen und mit zu viel und dem falschen Essen unsere Gesundheit gefährden. Erstens können wir uns anderen Möglichkeiten zuwenden, um uns eine Dopaminausschüttung und damit ein Glücksgefühl zu bescheren. Dazu gehören Sport und Bewegung, die Natur, Musik und die Verbindung mit anderen Menschen. Aber auch wenn wir die Schönheit in allen seinen Formen genießen und uns neue Ziele setzen, wird Dopamin ausgeschüttet.

Die zweite Sache ist zu erkennen, dass sowohl unser limbisches System als auch der älteste Teil des Gehirns – das Reptiliengehirn – zwar Befehle geben, aber nicht handeln können. Handlungen ausführen können wir nur mithilfe des erwachsenen Teils des Gehirns. Das heißt, wenn wir den Drang haben, beim Fernsehabend mit einer großen Portion in Fett gerösteten und gesalzenen Erdnüssen zu entspannen, sind wir nicht verloren. Denn wir brauchen dem Impuls zu essen nicht zu folgen. In die Küche zu gehen, den Schrank aufzumachen, die Erdnüsse herauszunehmen und die Dose zu öffnen – dazu brauchen wir den präfrontalen Cortex.

Wir können uns das bildlich so vorstellen: Wir fahren mit dem Auto, am Rücksitz lungert ein Krokodil ohne Arme herum. Wir kommen an eine Kreuzung, die Ampel steht auf Rot. Das Krokodil schreit: »Weiterfahren, wir haben es eilig!« Doch wir bleiben natürlich stehen und warten bis es Grün wird. Es nervt, dass das Krokodil so herumschreit, aber wir wollen unsere Sicherheit nicht gefährden. Das Krokodil ohne Arme kann sowieso nichts dagegen machen. Es kann uns weder ins Lenkrad greifen noch uns die Augen zuhalten. Wir sind im Fahrersitz, wir entscheiden, was zu tun ist, und handeln danach. Das Krokodil ist nichts anderes als die Stimme im Kopf, die nach Schokolade oder Chips schreit. Je bewusster wir sind, desto deutlicher können wir erkennen, dass hier nicht unser denkendes Gehirn am Zug ist. Beim nächsten Drang, etwas Süßes zu essen, werde ich mit dem Krokodil ein ernstes Wörtchen reden. Oder ich werde es einfach ignorieren. Wenn es keine Aufmerksamkeit von mir bekommt, wird es immer mehr Kraft verlieren und schrumpfen.

GEFÜHLE, GEFÜHLE

Ich habe im Laufe meines Lebens gelernt, freundlich zu mir zu sein und mitfühlend und liebevoll mit mir umzugehen. Das bedeutet auch, dass ich meine Gefühle willkommen heiße und sie nicht mehr mit Essen hinunterschlucke, so wie ich es in meiner Jugend getan habe. Dadurch konnte ich mit der Zeit viel Schmerz, Trauer und Ängste, die in meinem Körper feststeckten, loslassen. Doch Meisterin meines Gefühlslebens bin ich noch lange nicht. Heute sind es die subtilen Gefühle, die manchmal von mir nicht bemerkt werden. Ich übergehe sie, ohne dass es mir auffällt. Das kann im Alltag mit seinen großen und kleineren Herausforderungen schnell passieren. Doch ein Gefühl ist ein Gefühl, und mag es auch noch so unbedeutend erscheinen, es möchte beachtet und gespürt werden. Seit ich mit meinen Fastenversuchen begonnen habe, widme ich mich wieder verstärkt meinem Gefühlsleben. Das Unwohlsein, das in den letzten zwei Jahren immer wieder aufgetaucht ist, beginnt sich aufzulösen. Weil ich geduldiger mit mir bin, wird auch meine Unzufriedenheit weniger. Ich habe viel in meinem Leben erreicht, doch einiges konnte ich noch nicht umsetzen. Doch ich stresse mich deswegen nicht mehr, sondern gebe den Dingen die Zeit, die sie brauchen. Jetzt, wo ich wieder bewusst mein Essverhalten beobachte, tauchen auch andere Dinge aus der Dunkelheit auf, die nichts mit Essen zu tun haben. Es geht um meine Beziehungen zu Männern. Diese waren immer schwierig, soweit ich zurückdenken kann. Wenn ich Klarheit schaffen möchte, bleibt mir nichts anderes übrig, als mich wieder einmal mit meinem komplizierten Beziehungsleben auseinanderzusetzen.

Als Erstes muss ich mir eingestehen, dass ich mit dem Mann, mit dem mich seit über zehn Jahren eine Freundschaft verbindet, nicht mehr befreundet sein kann. Wir waren anfangs ein Paar, dann wieder nur Freunde mit anderen Partnern. Die Verbindung riss nie ab, immer wieder kamen wir zusammen. Es lief es eine Weile gut zwischen uns, bis wir wieder feststellen mussten, dass wir beide verschiedene Vorstellungen vom Leben hatten. Ich wünschte mir eine monogame Beziehung mit ihm, er jedoch wollte oder konnte sich nicht zwischen mir und einer anderen Frau entscheiden. Es war schwierig – für beide von uns, und es ist noch immer schwierig. Obwohl meine Gefühle für ihn so stark sind wie am ersten Tag, muss sich etwas ändern. Denn ansonsten sind wir noch die nächsten zehn Jahre in einer Endlosschleife gefangen, aus der es kein Entkommen gibt. Ich fahre in die Stadt, um mich endlich mit ihm auszusprechen, vielleicht kann ich retten, was noch zu retten ist. Doch es läuft nicht gut. Ich komme mir wieder einmal vor, als würde ich neben einer Wand sitzen. Wie schon oft in der Vergangenheit will er sich nicht auf ein tiefes, ehrliches Gespräch einlassen. Also muss ich eine Entscheidung für mich treffen, die letztendlich für beide das Beste ist. »Ich gehe«, sage ich, mit meinen Tränen kämpfend. »Es macht keinen Sinn, wenn wir uns weiterhin sehen oder schreiben. Es macht auch keinen Sinn mehr, befreundet zu bleiben.« Es ist alles gesagt. Gemeinsam gehen wir noch zur U-Bahn und fahren in verschiedenen Richtungen nach Hause. Mein Herz ist gebrochen und ich bin erstaunt, wie weh es tut. Die letzten Funken an Hoffnung müssen begraben werden, der ewige Traum von einem gemeinsamen Leben mit ihm zerplatzt wie eine zu groß gewordene Seifenblase. Zurück zu Hause angekommen, schreibe ich ihm noch eine kurze, abschließende E-Mail und lösche dann unsere gesamte Korrespondenz. Meine Freundin Silvia ist eine der wenigen Menschen, die von dieser komplizierten Beziehung wissen. Ich hatte ihr schon vorher angekündigt, dass ich ein Gespräch mit diesem Mann führen will. Ich schreibe ihr, wie es gelaufen ist. Zwanzig Minuten später ist ihre Antwort im Briefkasten »Gratuliere zu deiner Entscheidung und dazu, dass du zu dir stehst! Das ist wahre Selbstliebe, auch wenn es wehtut.« Ja, es tut weh. Auch die nächsten Tage immer wieder. Doch ich tue, was zu tun ist: dem Schmerz und der Traurigkeit erlauben, da zu sein. Alle Gefühle, die auftauchen, zu spüren, sie anzuerkennen und ihnen Raum zu geben, auch wenn es sich noch so unbequem anfühlt. Das ist alles, was sie wollen. Und ich kümmerte mich um mich. Ich gehe in die Natur, mache Yogaübungen und nehme Fußbäder mit ätherischen Ölen. Dabei stelle ich mir vor, wie die Trauer durch die Fußsohlen abfließen kann und sich im Wasser auflöst. Plötzlich fällt es mir viel leichter, richtig zu essen. Ich habe keine Lust auf Snacks und zu große Portionen. Ich lasse ohne Probleme das Abendessen aus. Das Aufschieben dieser lang anstehenden Entscheidung ist ein Grund, warum mein Appetit so groß war. Warum ich mehr aß, als ich an Energie brauchte. Jetzt kann eine Last von mir weichen, die ich die letzten Jahre mit mir herumgeschleppt habe. Jetzt stehe ich endlich ganz zu mir und will meine Wünsche nicht mehr dem Lebensplan eines anderen unterordnen.

Doch es ist noch nicht vorbei mit den großen Gefühlen aus der Vergangenheit. Eine Woche später bekomme ich die Nachricht, dass meine frühere große Liebe seine Hochzeit plant. Eigentlich wollten wir beide vor sieben Jahre heiraten, doch kurz davor bekam er kalte Füße und brach die Beziehung buchstäblich über Nacht ab. Er wollte lieber frei sein, wollte die Verantwortung einer weiteren Ehe nicht eingehen. Ich verstand überhaupt nicht, warum er deshalb gleich unsere Zweisamkeit aufgeben wollte. Für mich brach damals eine Welt zusammen und ich brauchte lange, um alle Scherben einzusammeln und mit meinem Leben weiterzumachen. Damals dachte ich, es lag an mir. Ich war eben nicht gut genug für ihn. Nicht erfolgreich genug, nicht schlank genug, nicht hübsch genug. Trotzdem schafften wir es, befreundet zu bleiben und den Kontakt aufrechtzuerhalten. Für mich war diese Geschichte eigentlich schon abgeschlossen. Doch jetzt kommen die alten Erinnerungen zurück und für ein paar Tage flammen der alte Schmerz und die damalige Kränkung wieder auf. Ich betrachte meine Gefühlswelt wie ein neutraler Beobachter aus der Distanz. Da ist Schmerz, der noch einmal gespürt werden möchte, bevor er sich verabschiedet. Ich gebe jedem Gefühl, das auftaucht, Raum und lasse es sein. Jedes einzelne verschwindet und mit ihnen die alte Geschichte. Was bleibt, ist Mitgefühl für mich und für diesen Mann. Wir sitzen im selben Boot. Alles, was wir wollen, ist eine harmonische Beziehung, bei der wir uns nicht verlieren. Miteinander haben wir es nicht geschafft, denn wir sind beide nicht gut darin.

Ein paar Tage später kommt mich meine alte Liebe besuchen. Ich habe eine kleine Flasche Sekt besorgt, damit ich mit ihm auf seine Hochzeit anstoßen kann. Sehr glücklich erscheint er mir dabei jedoch nicht. »Es ist nicht alles so großartig, wie es aussieht«, sagt er nur. Ich will nicht weiter in ihn dringen, es ist allein seine Sache. Ich wünsche ihm alles Glück der Erde für seine Beziehung und das meine ich auch so. Als er wieder wegfährt, fällt der letzte Rest der alten Geschichte von mir. Mein Kopf ist frei. Ich habe ein weiteres Stück Leichtigkeit zurückgewonnen.

DIE INNEREN SABOTEURE – EIN GRUSS AUS DEM UNTERBEWUSSTSEIN

Mein Beziehungsleben macht vorerst einmal Pause und ich widme mich wieder meinem Essverhalten. Denn es wird höchste Zeit, dass ich mich mit meinen inneren Saboteuren auseinandersetze. Diese Persönlichkeitsanteile in meinem Unterbewusstsein, dir mir manchmal im Weg stehen, um einen gesunden Lebensstil zu führen, wollen ans Licht gebracht werden. So völlig im Schatten stehen meine inneren Saboteure jedoch nicht mehr, ich weiß wenigstens, dass es welche gibt. Doch auseinandergesetzt habe ich mich mit ihnen nur oberflächlich. Manche könnten auch sagen, es ist der innere Schweinehund, der uns immer wieder sabotiert. Dieses arme Tier wird dann für jede Entscheidung verantwortlich gemacht, die wir nicht aus unserer besten Version heraus treffen. Doch ich finde es hilfreicher, die nicht mehr erwünschten Muster in mir als eigene Persönlichkeiten zu sehen. So kann ich besser mit meinem Unbewussten in Kontakt treten. Und da ich über sehr viel Fantasie verfüge, ist es immer spannend für mich, wenn ich in mein Unterbewusstsein eintauche.

Ich mache es mir also auf meiner Coach gemütlich, schließe die Augen und nehme ein paar Atemzüge. Während ich tiefer und tiefer in die Entspannung hineinsinke, tauchen auch schon Bilder aus meiner inneren Welt auf. Ich befinde mich im Konferenzraum wieder, in dem ich vor einiger Zeit mit meinem Körper, meinem Kopf und der besten Version meiner selbst aus der Zukunft war. Noch ist der Raum leer. Ich setze mich auf einen Stuhl und stelle laut folgende Fragen in den Raum: »Wer seid ihr, die ihr meine gesunde Lebensweise sabotiert? Und warum tut ihr das überhaupt?« Wie aus dem Nichts tauchen vier Personen auf, nehmen sich jeder einen Stuhl und setzen sich mir gegenüber. »Darf ich vorstellen«, ergreift eine dunkelhaarige junge Dame das Wort. Sie ist groß, schlank und trägt ihr Haar in einem exakt geschnittenen Pagenkopf, der schmeichelnd ihr schönes Gesicht umrahmt. Sie ist perfekt geschminkt und sieht aus wie aus dem Ei gepellt. Ihr heller Designerhosenanzug sitzt perfekt, sogar Handtasche, Schuhe und Schmuck passen zu ihrem Outfit. »Mein Name ist Sophia Süchtig, und neben mir sitzen Hans Hungrig, Gabi Gierig und Berta Bequem.« »Schön, euch einmal richtig kennenzulernen«, sage ich und versuche, mir meine Verblüffung nicht anmerken zu lassen. »Bisher habt ihr ja nur aus dem Unterbewusstsein heraus gehandelt«, füge ich hinzu. »Ich würde gerne mehr von euch wissen.«

»Das kannst du gerne«, antwortet Hans Hungrig etwas nervös. »Wir haben lange auf dich gewartet und ehrlich gesagt sind wir ziemlich frustriert, weil du uns immer wieder ignorierst.« Hans ist groß und sehr schlank. Er hat schütteres, rötliches Haar und große brauen Augen, mit denen er mich intensiv betrachtet. Hans trägt einen senffarbenen Anzug, der aussieht, als hätte er ihn zwischen den alten Kleidern am Dachboden meiner Mutter gefunden. Seine Beine sind übereinandergeschlagen, sein rechter Fuß wippt auf und ab. Die Erscheinung von Hans rührt mich, er wirkt nicht sehr glücklich. »Genau«, stimmt Gabi Gierig in die Unterhaltung mit ein. »Das ist nicht gerade ein schönes Leben, das wir vier führen. Es ist Zeit, dass sich etwas ändert!« Gabi ist klein und etwas pummelig, geradezu das Gegenteil von Hans. Doch sie hat die gleiche Haarfarbe wie er, nur eindeutig mehr Haare. Wilde Locken, die sie mit einer glitzernden Haarspange zu bändigen versucht hat, stehen in allen Richtungen von ihrem Kopf ab. Ihr Gesicht ist mit Sommersprossen übersät und bilden einen starken Kontrast zu ihrer blassen Haut. Gabi trägt ein etwas zu enges Kleid, das mit großen bunten Blüten in Knallfarben bedruckt ist, sowie knallgelbe Sandalen. Ihre blauen Augen blitzen mich ärgerlich an. Neben ihr sitzt Berta Bequem, sie ist die Letzte in der Runde. Etwas genervt verdreht sie die Augen und gähnt. »Was ihr alle habt! Ich finde es nicht so dramatisch wie ihr.« Entspannt lümmelt sie auf ihrem Sessel und kaut gelangweilt an einem Schokoriegel. Ihre blonden Haare sind achtlos mit einem Gummiring zusammengehalten und sehen etwas ungepflegt aus. Berta ist hübsch, mit blaugrünen Augen, einem Grübchen am Kinn und ebenmäßigen Gesichtszügen. Doch scheint sie wenig für Mode übrig zu haben, denn sie trägt einen orangefarbenen, verwaschenen Jogginganzug, dazu ausgelatschte Turnschuhe. Und sie hat eindeutig zu viel Gewicht für ihren schmalen Körperbau.

Was für eine seltsame Truppe! Diese vier Personen sollen alle zu mir gehören? Da haben sich traurige Gestalten in meiner Persönlichkeit versteckt. Und sie scheinen auch noch ziemlich unzufrieden und aufgebracht zu sein. So habe ich mir meine inneren Saboteure nicht vorgestellt, ich dachte mir, es sind zwei oder drei Anteile, die eine Nachricht für mich haben und dann wieder gehen. Dass sie so vehement auftreten, habe ich nicht erwartet. Ich muss zusehen, wie ich Ordnung in diese Sache bringe. Fast komme ich mir vor, als wäre ich Angeklagte in einem Gerichtssaal. Angeklagt wegen Nicht-Beachtung und Vernachlässigung meiner Persönlichkeitsanteile. Jetzt habe ich die Möglichkeit, alles geradezubiegen, bevor ich noch mehr Schaden anrichte.

Diese Art, mit dem Unterbewusstsein zu arbeiten, mache ich schon lange, sowohl bei mir selbst als auch bei meinen Klienten und Klientinnen, wenn sie dazu bereit sind. Ich bin immer wieder erstaunt, wie gut es funktioniert. Wer sich in einen meditativen Zustand begibt und sich auf seine Innenwelt einlässt, bei dem tauchen die Bilder wie von allein auf.

NEUE VERBÜNDETE

Das sind sie also, meine inneren Saboteure. Sie haben einen Namen und ein Gesicht, und jeder hat eine Geschichte zu erzählen. »Es tut mir leid, dass ihr so unglücklich seid!«, beginne ich. »Ihr seid ja ziemlich aufgebracht. Was kann ich tun, damit ihr wieder zufrieden seid? Was wünscht ihr euch von mir?«

»Wir wollen zuerst sprechen«, antworten Gabi Gierig und Hans Hungrig gleichzeitig und nehmen sich an der Hand. »Falls du es noch nicht mitgekriegt hast, wir sind ein Paar«, fügt Hans Hungrig hinzu. »Ja«, fällt Gabi Gierig ihm ins Wort, »wir gehören zusammen.« Dann fährt sie mit ihren Ausführungen fort. »Du erlaubst Hans oft nicht zu essen, wenn er hungrig ist. Mir hingegen stellst du nur kurze Zeit später all die Leckereien hin, nach denen ich verlange. Hans ist viel zu höflich, um sich gegen dich zu wehren. Er leidet im Stillen. Doch ich bin intensiv, mich kannst du nicht gut aushalten, und wenn ich gierig nach Essen verlange, fühlst du dich äußerst unwohl. Doch ich schreie nur deshalb so laut, weil ich dich ärgern will. Denn ich bin wütend, dass du Hans so schlecht behandelst. Du schätzt ihn nicht und du ignorierst ihn.«

Aufgebracht sieht mich Gabi an. So habe ich das auch noch nie gesehen. Auf der einen Seite ignoriere ich meinen Hunger (Hans), andererseits werde ich dann gierig und hole mir, was ich mir vorher nicht erlaubt habe, mit Essen zurück (Gabi).

»Was braucht ihr beide denn von mir, damit es euch wieder besser geht?«, frage ich das Paar. »Ganz einfach«, wagt sich Hans Hungrig ans Wort. »Wir möchten uns satt essen und wir möchten zusammen ein gutes Leben führen.« Während ich noch nachdenke, was das für mich bedeutet, ergreift Sophia Süchtig das Wort. Dabei steht sie auf: »Ich heiße Sophia und ich war früher einmal esssüchtig«, sagt sie mit ihrer klaren, dunklen Stimme. »Mein Verhältnis zum Essen ist deshalb noch immer angespannt. Ich kann mit Süßigkeiten nicht gut umgehen. Ich habe Angst, dass ich zu große Portionen esse oder dass ich das Falsche esse. Ich muss mich oft sehr disziplinieren und stelle immer wieder Regeln auf, damit ich nicht in meine Sucht zurückfalle. Ich muss mein Essen kontrollieren, sonst kontrolliert es mich. Ich tue das alles, weil ich perfekt sein muss. Denn wenn ich nicht perfekt bin, bist du enttäuscht.« Sophia schaut mich mit ernsten Augen an. Ich bin sehr betroffen. Ich wusste nicht, dass ein Teil von mir noch so sehr damit beschäftigt ist, mein Essen zu kontrollieren. »Doch allmählich habe ich genug von diesen ganzen Regeln«, fährt Sophia fort. »Ich will essen, ohne mir darüber so viele Gedanken machen zu müssen. Ich will nicht mehr perfekt sein und mich nach deinen Vorstellungen verhalten. Lass mich doch endlich in Ruhe mit deinen lächerlichen Ernährungsvorschriften!« Sophia bricht in Tränen aus. Es ist still im Raum, nur das leise Schluchzen von ihr ist zu hören. Ich weiß nicht, was ich sagen soll. Bevor ich noch einen Gedanken fassen kann, meldet sich nun auch

Berta Bequem zu Wort. Bis dahin hatte sie desinteressiert in ihrem Stuhl gesessen, den Blick aus dem Fenster gerichtet. »Meinen Namen habe ich mit gutem Recht, denn Bequemlichkeit ist mein Lebensinhalt. Je gemütlicher, desto besser. Ich sitze am liebsten auf der Couch und verbringe den Tag mit fernsehen und essen und lesen. Ich entspanne eben gerne. Aber was machst du? Du willst mich runterhaben von der Couch. Du hetzt mich hinaus in die Kälte und in den Regen und zwingst mich zum Laufen. Es ist dir egal, ob ich müde bin oder keine Lust dazu habe. Je mehr du von mir verlangst, desto weniger mache ich. Warum verstehst du nicht, dass ich allein sein möchte? Ich möchte einfach nur meine Ruhe haben. Aber nein, du willst mich unbedingt ins Rampenlicht zerren und mich kluge Dinge sagen lassen. Diese vielen Menschen um mich herum und der ganze Lärm, das ist alles zu viel für mich. Kannst du das nicht einsehen?« Anklagend sieht mich Berta an. Da hat Berta nur allzu recht. Ich bin gerne mit Menschen zusammen, schätze gute Gespräche und freue mich, wenn ich meine Erfahrungen und mein Wissen weitergeben kann. Ich finde es spannend, neue Menschen kennenzulernen, mich mit ihnen auszutauschen und mich von ihren Geschichten über das Leben inspirieren zu lassen. Doch ich habe auch eine sehr scheue, schüchterne Seite. Die tritt dann zutage, wenn zu viel Gewusel um mich herum ist. Dann möchte ich mich zurückziehen, allein sein, mit niemandem reden und einfach nur in meiner eigenen Welt leben.

Ich bin gelinde gesagt überfordert. Wie soll es mit meinen vier Mitbewohnern weitergehen? Was muss ich tun, um alle zufriedenzustellen? Mein innerer Hilferuf wird erhört. Wie von Zauber erscheint die beste Version meiner selbst aus der Zukunft auf der Bildfläche und setzt sich auf den leeren Stuhl neben mich. »Ihr habt eure Unzufriedenheit und Frustration klar ausgedrückt«, wendet sie sich an Sophia, Gabi, Hans und Berta. »Die Situation ist gar nicht so verzwickt, wie sie scheint. Ihr braucht nur eine neue Aufgabe und die werde ich euch jetzt geben, meine Lieben.« Meine vier Saboteure sehen sie gespannt an. »Du, Hans Hungrig, wirst nun zum satten Hans. Du brauchst nie wieder eine Diät einzuhalten und darfst dich immer satt essen. Du brauchst kein einziges Körpersignal mehr zu ignorieren oder zu überhören.« Dann wendet sie sich an Gabi Gierig: »Gabi, du brauchst in Zukunft nicht mehr gierig zu sein, sondern neugierig. Du kannst deinen Appetit auf das Essen umwandeln in einen Appetit auf das Leben. Du wirst dem Leben nun bewusst mit Neugierde begegnen, dadurch kann Essen in den Hintergrund treten. Du darfst alles tun, was dir Spaß macht. Erlaube dir, so verrückt und exzentrisch zu sein, wie es dir gefällt. Kümmere dich nicht darum, was andere dazu sagen. Du allein entscheidest über dein Glück im Leben und du kannst es mit schönen Dingen füllen und Freude daran haben.« Dann wandert ihr Blick zu Sophia Süchtig. »Aus dir wird nun die genießende Sophia. Du kannst die Kontrolle gehen lassen und auch den hohen Anspruch an dich. Wenn du bewusst genießen kannst – nicht nur das Essen, sondern alle Dinge, die dir im Leben begegnen, dann ist jeder Suchtgedanke hinfällig.« Als Letztes kommt Berta Bequem an die Reihe: »Du übernimmst die Aufgabe einer entspannten Berta. Du hast das Recht auf Entspannung. Ich gebe dir die Erlaubnis, ohne schlechtes Gewissen auf der Couch zu liegen, fernzusehen, zu lesen oder einfach nichts zu tun. Wenn du niemanden sehen möchtest, brauchst du das auch nicht. Rückzug ist dein gutes Recht. Entspanne dich und genieße es!«

»Und nun zu dir«, die beste Version meiner selbst sieht mich streng und liebevoll zugleich an. »Kannst du Mitgefühl aufbringen für alle deine Bedürfnisse, die du hast? Kannst du sie dir erfüllen, ohne Wenn und Aber? Dein Bedürfnis nach Sattsein, deinen Appetit auf das Leben, den Genuss, die Zeit für Erholung und Entspannung? Dies ist alles wichtig für deine Gesundheit, für deine Zufriedenheit und dein

Gleichgewicht.« Abschließend richtet sie noch einmal das Wort an uns alle: »Wenn ihr zusammenarbeitet und euch gegenseitig zuhört und unterstützt, werdet ihr euch allesamt wohlfühlen. Seid ihr mit meinen Vorschlägen einverstanden?« Wir nicken entschlossen. »Es tut mir von ganzem Herzen leid, dass ich nicht früher erkannt habe, was ihr wirklich braucht«, sage ich noch immer etwas zerknirscht zu meinen vier neuen Freunden. Jetzt sind sie meine Verbündeten, jetzt sind wir ein Team. Wir schmunzeln uns an, niemand ist nachtragend. Vergessen sind die Kämpfe der Vergangenheit, alles, was zählt, ist die veränderte Zukunft, die auf uns wartet.

Und während ich mich auch noch bei der besten Version meiner Selbst bedanken möchte, verblasst der Konferenzraum mit seinen Seminarteilnehmern und verschwindet. Ich öffne die Augen und bin wieder zurück auf der Couch. »Willkommen im neuen Leben« flüstere ich und lächle glücklich vor mich hin.

Diese Form der Selbstreflexion ist für mich ein wertvolles Werkzeug, um mit meinem Unterbewusstsein und allen meinen Persönlichkeitsanteilen in Kontakt zu treten. So befremdlich es auch für manche scheinen mag, mit imaginären Personen zu sprechen, es ist keine »Spinnerei«, sondern zeigt auf, dass wir Menschen eine komplexe Persönlichkeit sind. Jedes Mal, wenn ich so eine »kleine Reise« in mein Inneres mache, lerne ich mich noch besser kennen.

DIE ESSENSPOLIZEI – DIÄT ODER FASTEN?

Mit meinen inneren Saboteuren habe ich mich ausgesöhnt, sie zu meinen Verbündeten gemacht. Sie scheinen mit ihrer neuen Aufgabe zufrieden zu sein. Natürlich kann nur die Zukunft zeigen, wie gut unsere Zusammenarbeit funktioniert, doch ich bin zuversichtlich. Immerhin sind sie ein Teil von mir und wollen, dass ich glücklich bin. Durch ihr ungünstiges Verhalten haben sie mir nur aufgezeigt, was ich verändern muss, damit ich mich wohlfühle. Ab jetzt werde ich meinen Hunger und meine Sattheit achten und wertschätzen und mit Neugierde und Appetit dem Leben gegenübertreten. Denn es ist genug für mich da und ich brauche weder dem Essen noch den schönen Dingen gierig hinterherjagen. Alles, was ich brauche, ist bereits hier. Ich habe einen gefüllten Kühlschrank, Geld in der Geldbörse und noch viele wunderbare Jahre vor mir. Ich darf mir erlauben, noch intensiver zu genießen, wer ich bin, und die schönen Dinge des Lebens willkommen heißen. Nie wieder werde ich ein schlechtes Gewissen haben, wenn ich auf der Couch entspanne. Ich habe von meinen Persönlichkeitsanteilen viel gelernt. Jetzt bin ich aufgerufen, alles umzusetzen, was meine vier Verbündeten mir aufgezeigt haben.

Doch es gibt noch einen weiteren inneren Anteil, den ich mir etwas genauer anschauen möchte. Im Gegensatz zu meinem persönlichen Vierergespann Hans, Gabi, Sophia und Berta teile ich diesen unbewussten Aspekt mit fast allen Frauen und Männern, die jemals eine Diät ausprobiert haben. Ich spreche von der Essenspolizei. Dieser Instanz in uns haben wir ursprünglich die Aufgabe übertragen, unsere Ernährung zu überwachen, damit sie uns zu unserem Ziel führt: diese imaginären zwei oder drei Kilo, die wir glaubten zu viel zu haben, endlich für immer loszuwerden. Doch

Jahre später sind die Kilos noch immer da, sie haben sich sogar verdoppelt oder verdreifacht und die Essenspolizei ist unser ständiger Begleiter. Mit ihr gemeinsam haben wir eine Diätmentalität entwickelt, durch deren Brille wir nun unsere gesamte Welt sehen.

Die Stimme der Essenspolizei ist leicht zu erkennen. Alles, was mit Kalorienzählen, Diätvorschriften und strengen Regeln in Bezug auf unser Essen und unser Essverhalten zu tun hat, kommt mit Sicherheit von ihr. Wir fühlen uns gut, wenn wir zum Abendessen nur eine Tasse Gemüsesuppe gegessen haben. Aber wir fühlen uns schlecht, wenn wir uns am nächsten Tag das Stück Obstkuchen bei unserer Freundin nicht verkneifen konnten. Die Essenspolizei herrscht mit strenger Kontrolle über unsere eingeschränkte Welt und lässt uns schuldig fühlen, wenn wir Pommes essen, wo die doch so fett und ungesund sind. Je nachdem, wie wir unsere persönliche Essenspolizei programmiert haben, können strenge und noch strengere Regeln unser Essverhalten bestimmen: Süßigkeiten sind verboten! Butter ist ungesund! Bohnen sind zu kohlenhydratreich! Brot macht dick, Nudeln und Reis auch! Honigbrot zum Frühstück geht gar nicht! Du darfst nicht mehr als 1500 Kalorien pro Tag essen! Desserts sind für immer gestrichen! Eier haben zu viel Cholesterin, iss davon ja nicht mehr als zwei pro Woche! Und so geht es weiter mit den Anweisungen. Diese Regeln zu brechen geht schnell. Je mehr wir uns verbieten, desto schneller werden wir gegen die Essenspolizei rebellieren. Wir überessen uns. Wir essen zu viele Süßigkeiten. Wir essen einfach deshalb, weil wir die Stimme der Essenspolizei nicht mehr hören wollen. In uns ist ein Aufstand ausgebrochen, die Rebellen werden von der Polizei bekämpft. Doch dabei gibt es keine Gewinner, nur Verlierer. Wir verlieren unser Gleichgewicht und unsere gesunde und entspannte Einstellung zum Essen. Wir verlieren uns selbst in diesem Schlamassel. Was sollen wir nun tun, um aus dieser Beschränkung auszubrechen?

Zuerst müssen wir erkennen, dass die Essenspolizei nicht gegen uns ist. Sie möchte uns nur dabei helfen, alle Regeln einzuhalten, die wir in unserer Ernährung für wichtig halten. Sie möchte uns dabei unterstützen, diese hartnäckigen Pfunde zu verlieren. Doch ihre Methode ist untauglich. Wenn wir der Essenspolizei die Führung überlassen, handeln wir aus einer Diätmentalität heraus, deren Regeln und Vorschriften streng und rigide sind. Dann gönnen wir uns nichts, haben Angst vor jeder zusätzlichen Kalorie und jedem Stückchen Schokolade. Wenn wir jedoch die Mitglieder der Essenspolizei in fürsorgliche Ernährungsinformanten umzuwandeln, stellen sie uns das Ernährungswissen bereit und führen uns sanft in die richtige Richtung. Ernährungsinformanten verurteilen uns nicht, wenn wir uns einmal unvernünftig verhalten, sondern zeigen uns wieder den richtigen Weg. Vor allem stellen sie keine Regeln auf, sie geben uns Richtlinien. Richtlinien, die gut in unseren Alltag passen und die wir einhalten können. Gegen die Ernährungsinformanten brauchen wir deshalb auch nicht zu rebellieren. Es fühlt sich gut an, mit ihnen zusammenzuarbeiten.

Ist meine persönliche Essenspolizei noch aktiv oder habe ich sie schon in Ernährungsinformanten umwandeln können? Ich spüre in mich hinein. Mit der Innenschau, die ich in den vergangenen Wochen betrieben habe, dürfte nicht mehr viel davon übrig sein. Und so ist es auch. In meiner inneren Welt lebt ein Grüppchen wohlwollender Ernährungsinformanten. Nur ein einziger Polizist ist noch übrig, bereit einzuschreiten, wenn in meinem Leben viel los ist und ich nicht weiß, wie ich meinen Ernährungsalltag gut organisieren soll, ohne aus der Balance zu fallen. Dieser Polizist kann mir durchaus dienlich sein, denn er wird mich daran erinnern, bewusste und gesunde Entscheidungen zu treffen, wenn ich im Trubel des Alltags meine Intuition überhöre.

Die Frage, ob intermittierendes Fasten nichts anderes als eine Diät mit Regeln und Vorschriften ist, ist früher schon aufgetaucht. Nachdem ich mich mit der Essenspolizei beschäftigt habe, erkenne ich, dass es eine Sache der Perspektive ist. Natürlich können wir jegliche Form des Fastens als Diät sehen und uns streng an die Vorschriften halten. Irgendwann werden wir keine Lust mehr dazu haben und dagegen rebellieren. Dann fallen wir zurück in unser gewohntes Essverhalten, alte Muster übernehmen wieder die Führung und wir sind frustriert und noch unzufriedener als vorher. Wenn wir aus diesem Blickwinkel an das Fasten herangehen, sehen wir alles mit der Diät-Brille. Wenn wir Fasten jedoch als Ernährungskonzept sehen, das sich für uns gut anfühlt und mit dem wir unser Leben verbringen möchten, hat intermittierendes Fasten nichts mit einer Diät zu tun. Warum also nicht ein früheres Ernährungskonzept mit einem besseren, gesünderen austauschen? Auch früher hatten wir Regeln und Vorschriften, nur stammten diese von unseren unbewussten Anteilen. Wenn eine Stimme in unserem Kopf sagt: »Wenn dir etwas gut schmeckt, dann ist es in Ordnung, wenn du noch eine zweite Portion isst«, oder: »Wer viel arbeitet, darf auch ordentlich essen«, stammt sie nicht von unseren wohlwollenden Ernährungsinformanten, sondern von der Essenspolizei. Ich sehe klar, dass meine ersten Versuche im intermittierenden Fasten noch von den Resten einer Diätmentalität eingefärbt waren. Deshalb hat keine einzige Methode wirklich gut funktioniert. Ich habe äußerst strenge Regeln und zu viele Vorschriften aufgestellt und gegen meinen Körper gearbeitet. In den letzten Wochen bin ich klüger geworden – denn nun arbeiten mein Bauch und mein Kopf zusammen. Eine gute und gesunde Mischung!

»ICH BIN GENUG!« – UNBEWUSSTE GLAUBENSSÄTZE ENTLARVEN

Das Aufräumen in meiner inneren Welt macht mir richtig Spaß. Mit jedem Konzept, jedem Gedanken und jeder Überzeugung, die ich gehen lasse, kommt mehr Klarheit in mein Leben. Es fühlt sich einfach viel besser an, wenn die Blockaden aus dem Weg geräumt sind, wenn der Balken vor den eigenen Augen verschwindet. Meine Sicht auf die Dinge wird klarer, auch blicke ich mit noch mehr Mitgefühl und Verständnis auf mich und mein Leben, in dem ich so viele Kämpfe ausgefochten habe. Kämpfe, die meist gegen mich gerichtet waren.

Nachdem ich mich mit meinen inneren Saboteuren und der Essenspolizei auseinandergesetzt habe, möchte ich überprüfen, ob ich weitere Glaubenssätze und Muster in Bezug auf meine Ernährung habe, die mir nicht mehr dienen. Viele davon habe ich mit den Jahren erkannt und verändert. Vor allem im Umgang mit anderen Menschen habe ich gelernt, mich zu behaupten. Ich glaube nicht mehr, alles aufessen zu müssen, oder dass es unhöflich ist, bei einer Einladung das Dessert abzulehnen. Ich lasse mich nicht in Diskussionen über das Essen hineinziehen. Ich fühle mich nicht bemüßigt zu erklären, warum ich mich vegetarisch ernähre, aber trotzdem manchmal Fisch esse. Oder warum ich selten Alkohol trinke. Auch meine Einstellung dazu, was »gesund« und was »ungesund« ist, hat sich verändert und mein Schwarz-weiß-Denken hat sich aufgeweicht. Dass Schokolade dick und eine Diät aus Salatblättern dünn macht, das glaube ich schon lange nicht mehr.

Vor allem in den vergangenen Wochen habe ich durch die intensive Beschäftigung mit mir und der gesamten Thematik des Essens und Fastens eine durchaus gesunde Einstellung zum Essen erarbeitet. Trotzdem kann ich in der

Tiefe meines Unbewussten noch ein paar dunkle Flecken erkennen. Es sind die Überreste einer Grundüberzeugung, die sich durch meine gesteigerte Achtsamkeit wieder bemerkbar macht, indem sie Luftblasen der Erkenntnis an die Oberfläche schickt. Ich dachte, ich hätte dieses alte, überflüssige Gedankenskelett bereits für immer aus meiner Welt entfernt. Tatsächlich schlummert noch ein letzter Rest in mir. Diese Überzeugung hat nichts mit Essen oder Ernährung zu tun, doch sie hat Auswirkungen auf meine Gefühlswelt, mein Verhalten, ja auf mein ganzes Leben. Sie ist wie ein Schleier, der sich über mich gelegt hat und alles einfärbt. Was genau ist es, was da auftaucht und endgültig und für immer erlöst werden möchte? Es ist der Satz »Du bist nicht genug!«.

Ich weiß, dass ich nicht die Einzige bin, die noch immer diese Überzeugung – oder Reste davon – in sich trägt, ein Großteil der Menschen schlägt sich damit herum. Mich nicht als »genug« zu fühlen begleitet mich, seit ich denken kann. Ich habe in den letzten Jahren viel dafür getan, um mich davon zu überzeugen, dass es nicht stimmt. Und ich weiß auf der intellektuellen Ebene, dass wir alle genug sind, dass es ein Denkfehler ist, wenn wir uns als nicht genug und nicht wertvoll sehen. Doch gerade bei Grundüberzeugungen dauert es oft ein ganzes Leben, bis wir diese verändern und uns von ihnen verabschieden. Manche Überzeugungen sind tief in uns verankert. Wir haben sie von unseren Eltern übernommen, sie in der Kindheit oder im frühen Erwachsenenalter entwickelt. Wir haben sie durch unsere Lebensumstände und Erfahrungen weiter bestärkt, immer wieder und immer wieder. Wenn wir von etwas überzeugt sind, wird davon unsere gesamte Welt bestimmt. Wie wir über uns und andere denken und wie wir uns fühlen, richtet sich danach, was wir glauben. Auch unsere Handlungen werden dadurch bestimmt. Wenn wir also glauben, dass wir nicht genug sind, dann tun wir alles dafür, um uns und andere vom Gegenteil zu überzeugen. Denn wir wollen auf keinen Fall zugeben, dass es irgendjemand merkt. Und so strengen wir uns an und kämpfen und optimieren uns von früh bis spät. Wir wollen perfekt sein und legen die Latte so hoch, dass wir nichts anderes können, außer zu scheitern. Was tun wir? Wir legen die Latte noch höher.

Brauchen wir dieses Gefühl der Kleinheit und Minderwertigkeit noch? Wer profitiert davon, wenn wir uns mangelhaft fühlen? Wir geben damit nur unsere Macht an andere ab, die meist nicht unser Bestes im Sinn haben, sondern ihre eigenen Egospiele damit treiben. Sich nicht genug zu fühlen, ist ein Milliardengeschäft. Und es ist eine Lüge, die wir nicht länger zu glauben brauchen. Ich will dieser Lüge nicht mehr länger Raum geben. Zu lange habe ich in dem Spiel des Nicht-genug-Seins mitgemacht. Langsam wird es sogar richtig langweilig, dabei mitzuspielen. Was hält mich davon ab, mich vollends aus der Minderwertigkeitsfalle zu befreien? Früher waren es meine inneren Saboteure. Doch die gibt es nicht mehr, sie sind jetzt meine Verbündeten und fast höre ich, wie sie mir ermutigend zurufen: »Hör endlich auf, dich immer beweisen zu wollen! Du bist genug!«

Wenn ich also weder mir noch anderen etwas beweisen muss, wenn ich meine Kompetenz als Ernährungsexpertin nicht mehr bestätigt brauche, um zu wissen, dass ich gut bin, ändert sich viel. Dann ändert sich eigentlich alles. Denn dann tue ich alles aus der Freude heraus, weil es mir Spaß macht und weil ich mich dabei erfahren möchte. Völlig ohne Zwang, ohne »Ich muss« oder »Ich sollte«. Das gilt auch für mein Ernährungsverhalten, für mein Essen und für meine Fastenversuche. Will ich deshalb aufhören, das »Richtige« zu essen und Erfahrungen im Fasten zu machen? Nein! Ich fühle mich gut damit. Ich lerne, immer besser mit meinem Körper umzugehen und für sein Wohlbefinden zu sorgen. Es befriedigt mich zutiefst dazuzulernen, nicht nur über mich, sondern darüber, wie das Leben funktioniert. Meine Welt wird bunter und leichter und endlich kann ich aus vollem Herzen sagen: »Ich bin genug!«

FREI UND SELBSTBESTIMMT

Ich bin richtig zufrieden mit mir. Das Einhalten meiner Fastenzeit von 15 Stunden fällt mir mit jedem Tag leichter. Ich sehe mir bewusst mein Essverhalten an und erkenne, warum in der Vergangenheit einiges nicht so gut funktioniert hat. Das Aufräumen in meiner Innenwelt macht mich zu einem freieren Menschen. Ich habe meine inneren Saboteure zu hilfreichen Verbündeten umgewandelt, die Essenspolizei endgültig verabschiedet und meine Glaubenssätze bezüglich des Essens und des Lebens überprüft und verändert. Eine einzige Sache ist noch übrig, die ich genauer unter die Lupe nehmen möchte. Es ist der Drang zu essen, der manchmal ziemlich stark ist. Wie kann ich lernen, besser damit umzugehen? Denn egal, ob es wirklich körperlicher Hunger, Appetit oder einfach nur der Wunsch zu essen ist, wenn Essen vor meiner Nase steht – oder auch versteckt im Küchenkasten – übt es eine magische Anziehung auf mich aus.

Bis jetzt habe ich es eher wie Odysseus gehalten, indem ich mich in solchen Situationen in Selbstdisziplin übe. In einem Epos der griechischen Antike erzählt Homer von Odysseus, der auf der Heimreise vom Trojanischen Krieg viele Abenteuer erlebt und so manche Herausforderung zu bestehen hat. So kommt er auch mit seinem Schiff an der Insel der Sirenen vorbei. Deren bezaubernde Bewohnerinnen – halb Frau, halb Vogel – sind in der Lage, durch ihren süßen Gesang vorbeisegelnde Seefahrer anzulocken, sie zu berauschen und in ihr Verderben und den Tod zu locken. Auf Rat der Zauberin Kirke lässt er sich an den Mast seines

Schiffes fesseln. Damit kann er zwar den betörenden Gesang der Sirenen hören, sich aber nicht von ihnen bezirzen lassen. Der Rest seiner Crew hat die Anweisung, sich mit geschmolzenem Wachs die Ohren zu verschließen. Somit sind sie immun gegen den Gesang. Auch als Odysseus, verhext vom Gesang, alles daransetzt, um sich von den Fesseln zu befreien, behält seine Mannschaft unbeirrt den Kurs bei und kann somit unbeschadet die Insel passieren.

Die Sirenen der Antike sind gleichzusetzen mit dem Krokodil am Rücksitz, von dem ich in einem vorigen Kapitel geschrieben habe. Es ist unser Gehirn, das nichts anderes im Sinn hat, als sich mit dem Glücksbotenstoff Dopamin zu berauschen. Deshalb fällt es uns viel leichter, Entscheidungen zu treffen, die uns kurzfristig befriedigen (sich vom Gesang der Sirenen betören lassen und die Schachtel Pralinen auf einmal aufzuessen), als ein Opfer zu bringen (uns wie Odysseus an den Schiffsmast zu binden). Letztere Entscheidung ist jedoch die bessere, da sie uns nachhaltig glücklich macht. Odysseus und seine Mannschaft überleben, so auch die Schachtel Pralinen. Und wir fühlen uns gut und müssen uns nicht mit einer wild gewordenen Blutzuckerkurve herumschlagen.

Willenskraft kann man trainieren, so wie einen physischen Muskel. Und ich übe mich immer wieder in Disziplin. Doch auch der stärkste Wille ist irgendwann einmal erschöpft. Deshalb habe ich es mir angewöhnt, keine Süßigkeiten – außer dunkler Schokolade – oder anderes Essen, das mich schwach werden lässt, im Haus zu haben. Auch der Inhalt meines Kühlschrankes ist eher karg gehalten. Was nicht da ist, kann ich nicht essen, so war bis jetzt mein Motto. In den nächsten Supermarkt zu laufen war dann schon mit mehr Aufwand verbunden, da setzte meist mein vernünftiges Denken rechtzeitig wieder ein. Und warum sollte ich es mir unnötig schwer machen? Doch in letzter Zeit ist mir bewusst geworden, wie sehr ich mich damit einschränke. Denn dadurch mache ich mich unfrei. Ich erlaube mir von vornhinein nicht, etwas zu essen, und verwehre mir den Genuss. Mir etwas zu erlauben heißt noch lange nicht, dass ich es wirklich haben möchte. Doch ich habe die Wahl zu entscheiden und genau darum geht es. Es ist die Freiheit, selbst bewusst zu entscheiden, was ich esse und ob ich es überhaupt essen möchte. Dann werde ich nicht mehr unbewusst von den Sirenen verführt oder vom Krokodil fehlgeleitet, sondern ich habe die Freiheit der selbstbestimmten Wahl. Allein das macht einen großen Unterschied. Dann kann mich kein Hunger, kein Appetit und keine noch so große Tafel Vollmilchschokolade verführen.

Was mir als Konzept durch den Kopf geht, möchte ich auch ausprobieren. Bei meinem nächsten Einkauf im Supermarkt erstehe ich eine riesige Packung Kekse. Ich nehme bewusst keine Vollkornkekse oder welche mit weniger Zucker und vielen Haferflocken. Nein, ich greife zu einer großen Packung mit viel Zucker, Mehl, Fett und Schokolade.

Außerdem lege ich zwei 300 Gramm schwere Tafeln Milchschokolade mit Nougatfüllung in den Einkaufswagen. Zurück zu Hause, lege ich die Süßigkeiten gut sichtbar in den Küchenkasten und gebe mir die Erlaubnis, davon zu essen, so viel ich will – wann auch immer ich will. Sogar in der Zeit, in der ich faste. Doch nicht aus einer Gier oder einem Impuls oder übergroßen Appetit heraus, sondern nur dann, wenn ich mich bewusst dafür entscheide. Wenn ich eine Tafel Schokolade auf einmal aufesse, nehme ich gleichzeitig in Kauf, dass mein Körper nicht gut damit umgehen kann. Mir wird wahrscheinlich übel werden oder ich muss mich die nächsten zwei Tage mit Kopfschmerzen und Müdigkeit herumschlagen. So wie für mich Schokolade und anderer Süßkram in größeren Mengen mein Wohlbefinden einschränkt, sind es für andere vielleicht eher deftige Sachen wie Speck, Salami, Käse und Pizza, auf die der Appetit übergroß ist und bei denen sie einfach nicht aufhören können zu essen, bis sich der Bauch wölbt. Wer weniger gut mit seiner Körperweisheit verbunden ist, merkt außerdem nicht gleich, dass die Gesundheit darunter leidet. Doch wenn wir zu viel essen – egal ob es süße, salzige oder fette Leckereien sind –, ist unser Körper zusätzlicher Anstrengung ausgesetzt. Schließlich muss er alles verstoffwechseln, was wir in den Mund schieben. Eine Weile wird das gut klappen, der Körper ist gnädig und nicht nachtragend und arbeitet auf Hochtouren, um unsere ungünstigen Ernährungsentscheidungen so gut es geht auszubügeln. Doch irgendwann schafft er es nicht mehr und spätestens dann merken wir, dass wir ihm zu viel zugemutet haben.

Sich alles zu erlauben ist also meine neue Strategie. Doch das heißt nicht, dass ich jetzt alles essen werde. Denn ich muss auch die Konsequenzen in Kauf nehmen, die entstehen, egal ob es Kopfschmerzen, ein voller Bauch oder ein leichtes Bedauern ist, das sich nachher einstellt. Das Konzept scheint aufzugehen, denn die Sirenen haben aufgehört zu singen. Auch das Krokodil ist vollkommen verwirrt. »Waaaas?«, höre ich es flüstern. »Nichts ist mehr verboten, alles ist erlaubt und wird bewusst entschieden? Das ist laaaaaangweilig! Da mache ich nicht mit!« Ich bin tatsächlich überrascht, wie sehr diese kleine Veränderung in meiner Denkweise mein Verhalten beeinflusst. Denn ich möchte jetzt gar keine Schokolade essen, auch keine Kekse, obwohl es bald Zeit zum Mittagessen ist und mein Hunger sich bemerkbar macht. Mein Körper verlangt nach einem knackigen Salat mit viel Schafskäse und Oliven. Würde mein Körper auf Pizza oder Nudeln mit Käsesauce Lust haben, würde ich auch diese genießen, aber rechtzeitig aufhören zu essen, wenn sich die Sattheit einstellt.

Jetzt, wo alle Verbote in Sachen Essen aufgehoben sind, kann ich noch besser meine Körperweisheit sprechen hören. Heute habe ich mir die Freiheit der bewussten Wahl und damit die Freiheit zum Essen zurückgeholt. Freiheit bedeutet auch Verantwortung. Aber die übernehme ich gerne. Ich weiß sehr wohl, dass es nicht einfach ist, seine alten Muster abzulegen und gesündere Entscheidungen in Bezug auf sein Essen und sein Essverhalten zu treffen. War ich doch früher selbst lange Zeit in einem Kreislauf gefangen, wo ich mich mit Nudeln, Eiscreme, Keksen und Schokolade vollgestopft habe (die Geschichte dazu ist in meinem Buch »Braucht die Seele Apfelstrudel« nachzulesen). Es ist schwierig und erfordert viel Mut und Entschlossenheit, sich aus diesen Verstrickungen zu befreien und neue, bewusste Entscheidungen zu treffen. Und ich habe größtes Verständnis dafür, wenn es nicht so klappt, wie man sich das vorgestellt hat. Aber das Gute ist: Bei der nächsten Mahlzeit, die wir zu uns nehmen, können wir uns wieder neu entscheiden. Es ist nie zu spät, mit dem Aufhören anzufangen.

FÜNF TAGE IN DER WÜSTE

Nachdem ich die letzten Tage und Wochen tief in mein Unterbewusstsein getaucht bin, alte und ungesunde Muster losgelassen und die Angst vor dem Hunger verabschiedet habe, fühle ich mich besser denn je. Auch an den Rhythmus des intermittierenden Fastens – ich esse zwischen 7:30 Uhr und 16:30 Uhr und faste dann bis zum nächsten Morgen – habe ich mich gut gewöhnt. Drei Wochen esse ich bereits nach diesem Rhythmus und ich kann mir vorstellen, dass ich ihn langfristig beibehalten werde. Für andere passt der Rhythmus vielleicht nicht so gut. Wer sein Abendessen später einnimmt, weil er am Abend mit der Familie isst oder länger im Büro arbeitet, der könnte das Frühstück auf später verschieben, dadurch kann das Essfenster nach hinten verschoben werden. Wer morgens sowieso keinen Hunger hat, könnte mit dem Mittagessen beginnen und dann ist es ebenfalls kein Problem, die Essenseinladung am Abend wahrzunehmen, wenn es nicht zu spät wird. Je besser das intermittierende Fasten an den Alltag angepasst wird, desto einfacher ist es, es einzuhalten.

Doch nun gehe ich noch ein Stück weiter und habe mich zu etwas Drastischem entschieden: Ich werde einige Tage am Stück fasten und damit meine Grenzen bezüglich Essen und Nicht-Essen austesten. Denn ich möchte wissen, wie es sich anfühlt, längere Zeit nichts zu essen. Wie wird mein Körper dabei reagieren? Habe ich die mentale Stärke durchzuhalten? Und obwohl ich dabei möglichen Heißhunger in Kauf nehmen muss – diese Erfahrung ist es mir wert.

Die Erinnerungen an meine Jugend tauchen wieder auf, wo ich aus Angst vor dem Dicksein tagelang nichts gegessen habe. Nun habe ich die Möglichkeit, neue, bessere Fastenerfahrungen zu machen, um damit die alten Erinnerungen zu überschreiben. Meine Motive sind anders als vor 20 Jahren. Damals wollte ich dünn sein, heute möchte ich gesund sein und mich in meinem Körper wohlfühlen. Das Gewicht ist natürlich auch wichtig und ich denke an die sieben zusätzlichen Kilos, die meine Waage am Anfang des Fastenexperimentes gezeigt hat. Doch ist es in den letzten Wochen immer mehr in den Hintergrund getreten. Ich fühle mich leichter als Anfang April, abwiegen möchte ich mich jedoch bewusst nicht. Viel wichtiger ist, dass ich die Fehler in meinem Essverhalten aufgedeckt habe und dadurch wieder Bewusstheit und Achtsamkeit in mein Essen bringe. Denn diese sind der Schlüssel zu mehr Freude und Genuss und verwandeln jeden noch so banalen Moment in eine tiefe Erfahrung.

Ein paar Fastentage einzulegen halte ich für eine gute Idee. Ich muss nur meine neuen Verbündeten mit an Bord nehmen und ihnen erklären, dass ich nur vorübergehend aufs Essen verzichte. Somit kommt keiner von ihnen auf die Idee, wieder zu seinen alten Methoden der Selbstsabotage zurückzukehren. Vor allem Hans muss ich davon überzeugen, denn ich habe ihm ja versprochen, dass er niemals mehr Hunger zu leiden braucht. Doch wie lange soll ich fasten? Die Empfehlung des Arztes Andreas Michalsen lautet: »Heilfasten sollte mindestens fünf und maximal 28 Tage am Stück und je nach Länge nicht häufiger als zwei- bis viermal im Jahr durchgeführt werden.« Ich werde das Minimum anstreben, also fünf Tage lang fasten. Wenn es mir gut dabei geht, werde ich vielleicht noch einen oder zwei weitere Tage anhängen, das lasse ich meinen Körper entscheiden. Ärztliche Begleitung brauche ich nicht. Ich habe mich vor zwei Wochen gründlich von meinem Hausarzt durchchecken lassen und bin kerngesund. Sollte ich wirklich zwischendurch schlappmachen, wäre Hilfe sofort zur Stelle, denn mein Bruder ist Arzt und wohnt im Nachbarhaus. Trotzdem würde ich jedem raten, sich vor dem Fasten gründlich durchchecken zu lassen. Wer zum ersten Mal für längere Zeit fastet, sollte sich Zeit dafür nehmen und sich in die kompetenten Hände von Fastenexperten begeben. Auch macht es für eine Mutter, die mit Job und Kindern voll ausgelastet ist, wenig Sinn, für längere Zeit in ihrem normalen Umfeld zu fasten. Sich um andere zu kümmern erfordert viel Energie und das Fasten würde nur zusätzlichen Stress machen. Viel besser wäre es, dem Partner die Pflege des Nachwuchses für einige Zeit zu überlassen, und sich in ein Fastenhotel zurückzuziehen. Denn für längere Zeit zu fasten können wir nicht einfach »so zwischendurch«. Dann bringen wir uns um unsere Erfahrungen und können dabei auch unsere Gesundheit gefährden.

Doch ich bin schon etwas »fastenerprobt« und werde das Fasten im Alleingang machen. Auch habe ich mir in den letzten Wochen über meinen beruflichen Zugang hinaus enormes Wissen über das Fasten angeeignet und bin deshalb in keiner Weise beunruhigt, wenn mein Körper einige Tage auf Nahrung verzichten muss. Er freut sich sicher über die Pause, die ich ihm gönne.

Wann soll ich mit dem Fasten beginnen? Ich konsultiere meinen Kalender. Die nächsten Tage habe ich keine auswärtigen Termine, verreise nicht oder habe sonst irgendetwas vor, wo Fasten nicht möglich wäre. Warum also nicht so bald wie möglich beginnen? Wenn ich zu lange damit warte, sinkt vielleicht wieder meine Motivation oder ich erfinde Ausreden, weil ich mich doch nicht darauf einlassen möchte. Ein Blick in den Kühlschrank überzeugt mich vollends, dass ich bald anfangen sollte, denn sein Inhalt ist nicht besonders vielversprechend. Außer ein paar Möhren und Kartoffeln befinden sich nur mehr ein Joghurt, ein Gläschen Senf, drei Zitronen, getrocknete Pflaumen und eine halbe Flasche weißer Rum von der letzten Gartenparty im Kühlschrank. Da ich für das Fasten außer Wasser, Tee und Gemüsebrühe nichts brauche, erspare ich mir sogar das Einkaufen. Kräutertee habe ich genug im Küchenschrank und für die Gemüsebrühe kann ich die Möhren und Kartoffeln aus dem Kühlschrank aufbrauchen. Aus dem Garten hole ich mir dazu frische Zwiebel, Sellerie und Kräuter und schon habe ich alle Zutaten für die Brühe. Wenn ich mir heute zum Abendessen ein Müsli zubereite, habe ich gleich Verwendung für den Joghurt. Außerdem kann ich eine Handvoll Pflaumen dazugeben, um für eine gute Verdauung zu sorgen. Vor dem Langzeitfasten wird zu einer vollständigen Darmentleerung mithilfe von Glaubersalz geraten, doch das lasse ich aus. Ich habe eine gesunde Verdauung und denke, dass mein Darm mit ein paar Pflaumen zum Durchputzen zufrieden sein wird. Es spricht also nichts dagegen, dass ich schon am nächsten Tag mit dem Fasten beginnen kann.

Zum Abendessen verrühre ich den Joghurt mit Haferflocken, geschroteten Leinsamen, Zimt, Zitronensaft und einigen klein geschnittenen Pflaumen. »Das war unsere letzte Mahlzeit für einige Tage«, sage ich zu meinem Körper. »Jetzt darfst du aufräumen und dich erholen. Und wenn du noch dazu überflüssiges Fett verbrennst, habe ich nichts dagegen.«

Am nächsten Tag werde ich früh wach. Ich nehme eine Dusche und mache zur Einstimmung eine morgendliche Meditation, in der ich um Kraft und Durchhaltevermögen für die nächsten fünf Tage bitte. Zum Frühstück trinke ich eine Tasse Kräutertee. Es fällt mir einigermaßen schwer, auf meinen Kaffee zu verzichten. Doch ich mache kein Drama daraus, schließlich habe ich mich ja dazu entschieden, die nächsten Tage auf alle kulinarischen Genüsse zu verzichten. Bevor ich mich an den Schreibtisch setze, bereite ich eine Gemüsebrühe in dem größten Topf, den ich finden kann, vor. Dazu schnipple ich Gemüse klein, gebe Zwiebelschalen, Kräuter aus dem Garten, Pfefferkörner und ein Lorbeerblatt dazu und bringe alles mit viel Wasser zum Kochen. Während ich konzentriert arbeite, lasse ich die Brühe zwei Stunden lang am Herd köcheln, damit die Lebenskraft des Gemüses und der Kräuter in der Suppe landet. Dann seihe ich die Gemüsebestandteile ab und schon habe ich eine kalorienfreie Fastensuppe. Von ihr werde ich über den Tag verteilt einige Tassen trinken, wenn Tee und Wasser zu langweilig werden. Pünktlich um zwölf Uhr mittags kommt auch mein erster Hunger. Ich trinke eine Tasse der Brühe. Ein bisschen Salz würde nicht schaden, aber ansonsten schmeckt sie gut. Am Nachmittag fühle ich mich müde und energielos. Nach einem flotten Spaziergang in der frischen Luft geht es wieder besser, doch zum Bäumeausreißen ist mir nicht zumute. Was aber klar ist: Ich habe seit fast 20 Stunden nichts mehr gegessen. Mein Körper ist dabei, sich umzustellen und sich zu reinigen. Ich werde ihn dabei unterstützen, so gut es geht. Abends stellen sich leichte Kopfschmerzen ein, ein weiteres Zeichen, dass mein Körper fleißig am Reinigen ist. Nachdem ich noch einige Kapitel über das Fasten gelesen habe, gehe ich früh zu Bett. Der erste Tag ist geschafft.

DIE FATA MORGANA – DIE WÜSTE LEBT NUR, WENN DU LOSLÄSST

Als ich am nächsten Tag aufwache, habe ich noch immer Kopfschmerzen. Eigentlich hatte ich vor, einen flotten Morgenspaziergang zu machen, doch ich entscheide mich dagegen. Ich brauche jetzt keine Höchstleistungen zu vollbringen. Die Fastentage bieten eine Chance, noch besser auf meinem Körper zu hören, ihm Ruhe zu gönnen und ihm Zeit für seine Regeneration zu geben. Im Bad lächle ich mein Spiegelbild an. »Das schaffen wir schon, es sind nur mehr vier Tage«, sage ich aufmunternd. Meine Zunge ist heute etwas stärker belegt, ein Zeichen dafür, dass sich mein Körper reinigt. Denn die Zunge ist auch ein Entgiftungsorgan, durch das vom Körper nicht mehr benötigte Stoffe ausgeschieden werden. Ich entferne den Belag mit dem Zungenschaber und putze mir die Zähne. Jetzt habe ich wieder ein frisches Mundgefühl. Danach rühre ich einen Esslöffel Zeolith in ein Glas warmes Wasser und trinke langsam die bräunliche Flüssigkeit. Zeolith ist eine Mineralerde aus fein vermahlenem Vulkangestein, das die körperliche Reinigung unterstützt. Schon seit einigen Monaten mixe ich mir morgens einen Drink aus Zeolith und fühle mich wohl damit, auch meine Nägel sind stärker geworden. Wissenschaftlich ist die Wirkung zwar nicht belegt, aber ich fühle positives Feedback durch meinen Körper.

Nach einer heißen Dusche bin ich bereit für den Tag. Statt des Kaffees begnüge ich mich in dieser Fastenzeit mit einer Tasse Kräutertee und entscheide mich für eine Teemischung aus Brombeerblätter, Pfefferminze, Fenchel, Eisenkraut und Melisse. Den Kaffee kann diese nicht ersetzen, doch der Tee schmeckt ganz passabel. Nachdem alle meine Tiere versorgt sind, ziehe ich mich in meine Wohnung zurück und setze mich mit einer Tasse heißer Basensuppe auf die Couch. Ich spüre in meinen Körper hinein. Wie geht es ihm? Ich habe noch immer leichte Kopfschmerzen und ein etwas flaues Gefühl im Magen. Hunger habe ich erstaunlicherweise keinen. Mein Körper weiß, dass er noch einige Tage nichts zu essen bekommt, und hat sich danach ausgerichtet. Jetzt ist er im Fastenmodus. Was genau er tut, kann ich nicht sagen und ich brauche es auch nicht zu wissen. Ich kann meinem Körper vertrauen, dass er genau das Richtige macht. Mein Körper ist ein Wunderwerk, wie könnte er da seine Arbeit nicht gut machen? Um meine Gewissheit bestätigt zu bekommen, messe ich meinen Blutzuckerspiegel. Das Gerät zeigt 86 mg/dl – ein optimaler Wert.

Meinem Körper geht es gut, doch wie geht es meiner Psyche an diesem zweiten Tag? Meine Kopfschmerzen dämpfen etwas mein Wohlbefinden. Auch sonst ist meine Stimmung nicht unbedingt die beste. Mir fällt auf, wie sehr Essen ansonsten meine Tage bestimmt, auch wenn ich nur für mich allein sorgen muss. Einkaufen, kochen, essen, all das nimmt viel Zeit und Aufmerksamkeit in Anspruch. Wer eine Familie hat und dabei auch die speziellen Wünsche und Vorlieben seiner Kinder berücksichtigt, bei dem gehört das Schleppen von Einkaufstüten wohl zum Alltag. Wenn ich nicht esse, schlucken meine Regeln und Konzepte, die ich mir rund um das Essen gebastelt habe, viel Zeit. Durch das Fasten steht mir diese Zeit zusätzlich zur Verfügung. Würde mir durch einen stressigen Bürojob keine Zeit bleiben, um ans Essen zu denken, wäre es tatsächlich einfacher für mich. Doch gerade das ist auch meine Herausforderung: die Langeweile auszuhalten. Mein Tag zieht sich unendlich in die Länge, ohne Vorfreude auf eine Essenspause. Mir fehlt eindeutig der Genuss des Essens, deshalb ist meine Stimmung gedämpft. Auch mein Geruchs- und Geschmackssinn ist durch die salzlose Basensuppe und den Kräutertee nicht aktiviert. Aber ist es nicht Sinn des Fastens, sich in Geduld zu üben? Nicht nur dem Körper, sondern ebenso der Psyche die

Möglichkeit zu geben, sich zu reinigen und zu regenerieren? Vielleicht möchten Gedanken und Gefühle mein System verlassen, weil ihre Zeit abgelaufen ist. Deshalb erscheinen sie noch einmal, machen auf sich aufmerksam und wollen einfach nur Raum haben, um dann für immer zu gehen. Solange ich mich gegen meine gedrückte Stimmung und meine Kopfschmerzen wehre, halte ich diese fest. Es ist Zeit loszulassen, besonders von den Vorstellungen, wie der erste, zweite oder dritte Fastentag abzulaufen hätte. Ich bin – metaphorisch gesprochen – in der Wüste. Wenn ich überhaupt nicht dort sein will, sondern nur darauf konzentriert bin, den Ort so schnell wie möglich zu verlassen, kann ich die Schönheit der Wüste nicht erkennen. Dann laufe ich einer Fata Morgana hinterher, die mir mit grünen, schattigen Dattelpalmen und klarem, kühlem Wasser und frischen Früchten all das verspricht, was ich gerade nicht habe. Meine Fastenerfahrung ist meine Wüste und ich möchte sie wertschätzen und genießen, soweit es mir möglich ist. Es ist eine gute Zeit, um mir Liebe und Fürsorge entgegenzubringen. Ich mache mir einen Leberwickel, lese in meinem Buch und ruhe mich aus. Meine Kopfschmerzen sind nur mehr leicht, auch meine Stimmung steigt und ich habe Lust auf etwas Bewegung. Ich schnappe meine Hündin und gehe mit ihr eine große Runde spazieren. Am Abend nehme ich ein Fußbad mit Meersalz und stelle mir vor, wie verbrauchte Energie durch die Fußsohlen aus meinem Körper fließt. Meine Stimmung ist friedlich, trotz der Kopfschmerzen. Der zweite Tag ist geschafft.

Am dritten Tag wache ich ohne Kopfschmerzen auf. Sie kommen tagsüber wieder zurück, diesmal heftiger als gestern. Sie rühren vom Kaffeeverzicht her und es bleibt mir nichts anderes übrig, als mich mit ihnen anzufreunden. Um sie etwas zu dämpfen, reibe ich Pfefferminzöl auf meine Schläfen und atme tief den erfrischenden Duft ein. Irgendwann werden sie verschwinden. Was immer auch als körperliches Symptom auftaucht, sehe ich als Zeichen, dass mein

Körper sich davon befreien will. Mein Körper weiß, was er tut, und ich vertraue ihm. Trotzdem ist es hart durchzuhalten. Aufgeben kommt jedoch nicht in Frage!

VERLIEBT IN KETONE

Am Freitag wache ich ohne Kopfschmerzen auf, was für eine Freude. Es ist bereits Tag Nummer vier und somit bin ich am vorletzten Tag meiner Fastenzeit angelangt. Damit ist der Tag, an dem ich mein Fasten breche, ein Sonntag. So kann ich entspannt in ein Leben mit Nahrung zurückgleiten, ohne wieder gleich vom Alltag und seiner Routine vereinnahmt zu werden.

Vorerst denke ich nicht an das Ende der Fastentage. Ich habe mich auf den Prozess des Fastens eingelassen und Essen tritt immer mehr in den Hintergrund. Es hilft natürlich sehr, dass ich nicht ständig mit Essen konfrontiert bin. Mein Kühlschrank ist leer und zum nächsten Supermarkt sind es über vier Kilometer. Würde ich noch dauerhaft in der Stadt wohnen, wäre ich ständig Versuchungen ausgesetzt. Der Duft, der aus den Bäckereien strömt, die vielen Restaurants und Cafés mit glücklich speisenden Menschen, all das würde das Fasten für mich sicher schwieriger machen. Doch ich habe das Glück, zurzeit sehr zurückgezogen leben zu können, und bin dafür dankbar. Die vielen Ablenkungen der Stadt fallen weg und somit bin ich beim Fasten auf mich zurückgeworfen. Den Trubel der Stadt kann ich später wieder genießen und ich freue mich durchaus darauf. Denn obwohl ich sehr gerne auf dem Land lebe, liebe ich doch die Stadt mit allen ihren Möglichkeiten, die sie bietet.

Während der Fastentage habe ich mir vorgenommen, wieder mehr Achtsamkeit in alle Dinge des Lebens zu bringen und mehr im gegenwärtigen Moment zu sein. Meine Tendenz, gedanklich in die Zukunft vorzupreschen, um dort nach schönen Dingen und Ereignissen zu suchen, hält mich nur davon ab, die Schönheit und Perfektion des Momentes zu sehen. Während ich meinen morgendlichen Spaziergang mit Julie absolviere, konzentriere ich mich bewusst auf meine sinnliche Wahrnehmung. Der Geschmackssinn ist momentan wenig aktiv – wobei nach dem Fasten alles viel intensiver schmecken wird –, aber ich habe ja noch vier andere Sinne. Ich kann sehen, hören, riechen und tasten. Ich atme tief ein, als ich in die reine Morgenluft trete. Es ist ein kühler Augustmorgen, auf den Wiesen liegt Tau und am Himmel sammeln sich dicke, graue Wolken. Nach den letzten heißen Tagen wäre ein Gewitter für die Natur willkommen. Vielleicht kann ich heute noch mit meinen Gummistiefeln im Regen spazieren gehen. Mir kommt es vor, als hätten sich die Farben der Natur intensiviert. Das Gras leuchtet grün und saftig, obwohl es momentan ziemlich trocken ist. Ich lasse Julie auf der Wiese herumtollen. Sie liebt es, sich im Gras – und im Winter im Schnee – zu wälzen, und grunzt zufrieden, wenn ich ihr dabei den Bauch kraule. Julie ist immer glücklich. So wie jedes Tier lebt sie im Moment, sie macht sich keine Gedanken über die Zukunft und kümmert sich nicht um gestern. Dieses riesige, weiche, weiße Fellknäuel mit ihrer Vorliebe für Komposthaufen und Löchergraben ist die beste Lehrerin, wenn es darum geht, im Hier und Jetzt zu sein. Wenn sie mich mit ihren sanften, treuherzigen Augen anblickt, geht mein Herz über vor Liebe. Durch das Fasten ist auch meine Körperwahrnehmung verstärkt. Ich spüre jedes Gefühl intensiver, fast so, als würde ein elektrischer Impuls durch meinen Körper wandern. Auch meine Haut ist empfindlicher geworden. Ich spüre, wie die Kleidung meine Haut berührt, wie sich die Fußsohlen in den Sandalen anfühlen, während ich mich mit Julie wieder auf den Heimweg mache. Physiologisch betrachtet passt sich unser Gehirn dem Ausbleiben der Nahrung an. So werden Reize von außen vom Zentralnervensystem anders verarbeitet und intensiver wahrgenommen. Auch kommt es durch das Fasten zu einer erhöhten Verfügbarkeit von Tryptophan (einer Aminosäure) im Gehirn. Dies führt zu einer gesteigerten Bildung und Freisetzung von Serotonin – dem »Glückshormon«. Fasten verändert tatsächlich unsere Psyche und wird von jeher in vielen Religionen und spirituellen Gemeinschaften zur Erlangung von bewusstseinserweiternden Erfahrungen verwendet.

Zu Hause angekommen, trinke ich ein Glas Wasser und zum ersten Mal merke ich, wie köstlich es schmeckt. So frisch und klar und voller Geschmack. Wir haben gutes Leitungswasser aus eigener Quelle und ich trinke jeden Tag reichlich davon, auch wenn ich nicht faste. Doch dieser einzigartige Geschmack ist mir noch nie so bewusst aufgefallen. Meine Geschmacksknospen scheinen sich in den letzten Tagen verfeinert zu haben. Alle meine Sinne sind durch das Fasten aktiviert worden, meine Welt – obwohl momentan sehr karg ohne Essen und Ablenkung – ist bunter geworden.

Am Samstag werde ich etwas später wach als gewohnt. Beschwingt hüpfe ich aus dem Bett, muss mich jedoch sofort wieder hinsetzen, denn ich fühle mich ziemlich schwach. Alles ist gut, sage ich zu meinem Körper, morgen gibt es wieder etwas zu essen. Wir müssen nur mehr einen Tag durchhalten. Ich mache ein paar lange Atemzüge vor dem offenen Fenster und schon geht es besser. Es könnte sein, dass mein Blutdruck zu niedrig ist. Mein Bruder hat ein Messgerät, das ich mir borge, und gespannt messe ich meinen Blutdruck. Er ist mit den Werten 108 zu 72 tatsächlich etwas niedrig. »Trink ein Glas Wein oder einen starken Kaffee«, scherzt mein Bruder und wir lachen beide. Ich habe eine bessere Idee: Ich streue eine Brise Salz in meine Gemüsebrühe und trinke diese langsam. Schon geht es besser.

Trotz der vorübergehenden körperlichen Schwäche ist meine Stimmung seit gestern unverändert gut. Der Neurotransmitter Serotonin – das »Glückshormon« – stabilisiert meine Psyche und sorgt für Gelassenheit, Harmonie und Zufriedenheit. Ich stelle fest, dass ich unweigerlich im Fettstoffwechsel bin und aus den gebildeten Ketonkörper meine Energie beziehe. Nicht nur, dass mein Bäuchlein etwas geschrumpft ist, auch mein Geist ist völlig wach. Mein Denken ist klar und geschärft, ich kann mich mühelos konzentrieren und das Schreiben geht mir so leicht von der Hand wie schon lange nicht. Dass die Ketose die mentale Leistung verbessert, habe ich bis jetzt nur gelesen. Jetzt erfahre ich es am eigenen Leib.

Sollten wir nicht aufmerksamer sein, wenn wir durch das Essen von Kohlenhydraten den Zucker für das Gehirn bereitstellen? Wenn wir ein Brötchen oder Müsli zum Frühstück essen? Schließlich ist Glukose der Treibstoff für das Gehirn und es braucht eine ganze Menge davon. Doch neben Glukose kann das Gehirn auch aus Ketonen Energie beziehen – diese Kohlenwasserstoffmoleküle, die beim Fasten durch das Anknabbern und den Abbau der eigenen Fettreserven entstehen. Ketone können neben der Glukose als einziger Stoff die Blut-Hirn-Schranke passieren. Diese Schranke ist eine Art Schutzfilter für das Gehirn, damit Krankheitserreger, giftige Stoffwechselprodukte oder Medikamente nicht ins Blut gelangen können. Da Ketone beim Fasten ausreichend zur Verfügung stehen, ist das Gehirn mit diesem alternativen Super-Energielieferanten langfristig versorgt. Die körpereigene Fettverbrennung ist aktiv und es entsteht kein Leistungsabfall. Blutzuckerspiegel und Insulinspiegel bleiben stabil, was sich ebenfalls positiv auf die Gehirnleistung auswirkt. Auch ist der oxidative Stress für das Gehirn verringert, da wesentlich weniger freie Radikale freigesetzt werden als bei der Glukoseverbrennung. Ketone für das Gehirn sind also durchaus nützlich.

Ich kann das heute bestätigen und fühle mich wunderbar in diesem Zustand der Ketose. Gerade verbrennt mein Körper ein paar Speckröllchen. Ich hätte nichts dagegen, wenn es so bleiben könnte. Trotzdem – bei allen wissenschaftlichen Beweisen und den positiven Berichten – ab morgen werde ich wieder essen und zurückkehren zu meiner Routine des intermittierenden Fastens. Denn auch mit meiner 15-stündigen Fastenzeit werde ich ein paar Ketone aktivieren. Ich habe meinem Körper eine fünftägige Pause gegeben und davon profitiert meine Gesundheit enorm. Außerdem habe ich wertvolle Erfahrungen gemacht. Das reicht mir. Ich möchte mich nicht tage- oder sogar wochenlang dem Fasten hingeben. Askese habe ich erfahren, jetzt will ich wieder Essen genießen. Deshalb werde ich morgen mein Fasten brechen, um in Zukunft mehr als je zuvor dem Essen mit Bewusstheit und Achtsamkeit zu begegnen. Nicht nur an den ersten Tagen nach dem Fasten, sondern für den Rest meines Lebens.

ESSEN NEU ENTDECKEN

Nachts träume ich von Schokoladenkuchen und Vanillepudding. Als ich morgens wach werde, ist mein erster Gedanke: Endlich darf ich wieder essen. Ich fühle mich, als wäre Weihnachten und Ostern gleichzeitig, und kann es kaum erwarten, wieder etwas zwischen die Zähne zu bekommen. Doch zuerst müssen die beiden Katzen Eliah und Flecki gefüttert werden und auch meine Hündin Julie wartet auf Futter und ihre morgendliche Runde. Danach bin ich bereit für die erste Mahlzeit. Ich habe mich entschieden, beim »Fastenbrechen« Apfelkompott zu essen. Das muss ich jedoch erst zubereiten. Kurz fühle ich mich wie die Jäger und Sammler der Urzeit, als ich barfuß in den Garten marschiere. Dort steht ein uralter Apfelbaum, ein Klarapfelbaum. Seine Früchte haben eine gelblich-grüne Schale und weißes, säuerliches Fruchtfleisch. Kläräpfel gehören zu den frühen Sorten und so liegen seit einigen Tagen morgens immer ein paar reife Früchte im Gras unter dem Baum. Am besten schmecken die Äpfel, wenn man sie ganz frisch isst. Lagert man sie, werden sie schnell mehlig und trocken und faulen rasch. Das vom Tau nasse Gras kitzelt meine Füße, während ich die vom Baum geplumpsten Äpfel überprüfe. Viele Äpfel sind durch den Aufprall angeschlagen, in einigen ist sogar der Wurm drin. Ich wähle ein paar Früchte aus und mache mich in meiner Küche sogleich daran, alles wegzuschneiden, was nicht essbar ist. Am Schluss bleibt nur ein kleines Schüsselchen mit herrlich duftenden Apfelschnitzen übrig, daneben eine ziemlich große Menge an Abfall für den Komposthaufen. Ich gebe die Äpfel in kochendes Wasser, füge eine halbe Zimtrinde, Sternanis und Gewürznelken hinzu und lasse alles kurz ziehen, während ich die Küche aufräume. Nachdem das Kompott etwas ausgekühlt ist, presse ich eine halbe Zitrone hinein und fülle es in meine Frühstücksschale. Der herrliche Geruch der Gewürze schwebt durch den Raum, die Vorfreude auf die erste Mahlzeit nach dem Fasten lässt mir das Wasser im Mund zusammenrinnen. Ich zünde eine Kerze an, setze mich zu Tisch und betrachte erst einmal die Schüssel mit dem duftenden Apfelkompott. Ich halte inne und spüre große Dankbarkeit in mir aufsteigen. Dankbarkeit für unsere Erde, die ihre Fülle an Nahrung zur Verfügung stellt, Dankbarkeit dafür, dass ich die Möglichkeit habe, mitten in der Natur an diesem schönen Platz zu leben. Dankbarkeit für meine Gesundheit, für meinen wunderbaren Körper und für mein gutes Leben.

Nun ist es so weit. Ich breche mein Fasten und probiere den ersten Löffel. Es ist einfach himmlisch. Ich kann mich nicht daran erinnern, dass mir einfaches, ungesüßtes Apfelkompott jemals so gut geschmeckt hat. Meine Geschmacksknospen jubilieren, endlich gibt es wieder mehr als Wasser, Tee und salzlose Gemüsebrühe. Ich lasse mir Zeit mit dem Essen, kaue langsam und bewusst. 32 Mal zu kauen ist ein Vorschlag aus meinem Fastenbuch. Da die Apfelschnitze schon gedünstet sind, habe ich bald Apfelmus im Mund. Ich kaue noch ein paarmal und schlucke dann das Mus hinunter. Ich genieße jeden Bissen. Nach ein paar Löffeln Apfelmus bin ich satt. Mein Hunger ist gestillt und mein Bedürfnis nach Genuss ist befriedigt. Ich bin auf allen Ebenen gesättigt. Ich verschließe die Frühstücksschale mit einem Deckel und stelle sie in den Kühlschrank. Die restliche Portion werde ich morgen aufessen.

Jetzt habe ich Lust auf eine Tasse Kaffee. Sie wird auch meinen Blutdruck wieder etwas in die Höhe treiben, der in den letzten Tagen eindeutig zu niedrig war. Voller Vorfreude mache ich eine Tasse leichten Kaffees und gebe einen kleinen Schuss Milch hinein. Gespannt nehme ich den ersten Schluck. Doch er schmeckt mir überhaupt nicht. Ich probiere einen weiteren Schluck. Auch dieser ist nicht besser als der vorige. Vielleicht habe ich den Kaffee zu leicht gemacht. Ich werde ihn nicht trinken. Ich habe mir vorgenommen, ab jetzt nur noch das zu essen und zu trinken, was mir richtig gut schmeckt und Freude macht. Stattdessen mache ich eine Tasse Kräutertee und setze mich zufrieden und gut gelaunt an den Schreibtisch. Auch wenn Sonntag ist, werde ich heute Vormittag arbeiten, um dann den Nachmittag entspannt mit einem Buch und einem Spaziergang genießen zu können.

Zum Mittagessen bereite ich eine Gemüsesuppe aus frischen Zwiebeln, Kartoffeln und Zucchini aus dem Garten zu und würze sie mit vielen Kräutern und einer kleinen Prise Salz. Zum Abendessen gibt es ein paar sonnengereifte Tomaten mit kleinen Basilikumblättchen, auf die ich etwas Olivenöl und geröstete Sonnenblumenkerne gestreut habe.

Die ersten drei Tage nach dem Fasten empfiehlt es sich,

Salz sehr sparsam zu verwenden und außerdem ballaststoffreich und zuckerfrei zu essen. Dadurch kann sich die Darmflora gut aufbauen. Daran habe ich mich heute gehalten. Ich werde mir morgen außerdem eine Flasche Sauerkrautsaft besorgen, damit die Verdauung wieder in die Gänge kommt. Jetzt, wo ich wieder esse, stellt sich mein Stoffwechsel um und die Ketonproduktion wird zurückgefahren. Auch wird mein Körper etwas mehr Wasser einlagern, der Hunger und Appetit werden zurückkommen. Meine Geschmacksnerven sind sensibler geworden, was es leichter macht, frühere Gewohnheiten zu verändern. Das sind sehr gute Nachrichten, denn ich habe vor, mein angesammeltes Wissen über ein gesundes Essverhalten auch umzusetzen. Und das nicht nur heute und morgen. Und ich weiß, dass mir das gut gelingen wird, denn ich bin mental stärker geworden. Fasten stärkt das Selbstbewusstsein und bringt einen achtsameren Umgang mit sich. Ich habe es geschafft, fünf Tage und sechs Nächte nichts zu essen, und bin sehr stolz auf mich. Ich habe durchgehalten, auch wenn es hart war und ich mich vor allem die ersten drei Tage nicht besonders gut gefühlt habe. Doch ich habe mir bewiesen, dass ich mich auf mich verlassen kann. Dass ich die Entscheidungen, die ich treffe, auch ausführe. Ich habe mich in Disziplin und Verzicht geübt und mir selbst Schranken gesetzt. Es fühlt sich gut an. Diese Ausdauer und das Durchhaltevermögen werde ich in Zukunft auch bei anderen Dingen einsetzen können. Ob es nun um berufliche Projekte geht oder um meine Gesundheit, ich habe meine Fähigkeit gestärkt, kurzfristig Unangenehmes auszuhalten, um längerfristig belohnt zu werden. Diese fünf Tage Fasten haben mich jedoch nicht nur stärker gemacht, sondern ebenso achtsamer und dankbarer. Nun gehe ich weiter auf meinem Weg und bin aufgefordert, mein Essverhalten bewusst und gesund zu gestalten. Meine inneren Verbündeten werden mich weiter dabei unterstützen. Denn nach dem Fasten ist vor dem Fasten.

NACH DEM FASTEN IST VOR DEM FASTEN – DEN HUNGER ACHTEN

Die nächsten zwei Tage esse ich etwas Obst zum Frühstück, gedünstetes Gemüse mit Hirse zu Mittag und Gemüsesuppe am Abend. Wer seine Mahlzeiten nach dem Fasten im Büro einnimmt oder unterwegs isst, kann sich damit behelfen, seine zu Hause bereiteten Speisen in einem Thermogefäß mitzunehmen und sich ein ruhiges Plätzchen zum Essen zu suchen. Sich dafür Zeit zu nehmen ist wichtig, denn schließlich ist es ein kleiner Neuanfang, den wir hier machen. Außerdem wäre es schade um die Erkenntnisse, die wir beim Fasten gesammelt haben, wenn wir uns sofort wieder vom Stress des Alltags verschlucken lassen. Jedes Mal, wenn ich mich zu Tisch setze, freue ich mich auf das Essen und genieße jeden Bissen. Ich lasse mir Zeit beim Essen, kaue langsam und mache zwischendurch immer wieder Pausen. Dadurch brauche ich wesentlich länger für meine Mahlzeiten. Erst jetzt wird mir bewusst, wie schnell, manchmal sogar hastig ich früher gegessen habe. Mir fällt auf, dass ich durch das wiederholte Kauen und langsame Essen viel schneller satt werde. Mein Magen muss sich nach fünf Tagen ohne einen einzigen Bissen wieder daran gewöhnen, gefüllt zu werden. Doch durch die kleinen Portionen und das leichte Essen, das ich zu mir nehme, ist die Umstellung für ihn kein Problem. Auch meine Verdauung funktioniert einwandfrei, ich brauchte nicht einmal Sauerkrautsaft zu trinken, um meine Darmtätigkeit wieder zu aktivieren.

Ich weiß, wie wichtig es ist, in den ersten Tagen nach dem Fasten den Essgewohnheiten verstärkt Aufmerksamkeit zu schenken. Denn gerade jetzt habe ich die perfekte Gelegenheit, alte Muster, die wieder auftauchen könnten, hinter mir zu lassen, um sie durch neue zu ersetzen. Ab nun mache ich es mir zur Aufgabe, so langsam wie möglich zu essen. Wenn die Nahrung im Mund schon gut zerkleinert und intensiv mit Speichel vermischt wird, kann ich meiner Verdauung im Magen einiges abnehmen. Denn diese beginnt im Mund. Die verschiedenen Speicheldrüsen, die dabei aktiv werden, enthalten Enzyme, die neben der mechanischen Zerkleinerung der Nahrung durch die Zähne die Nahrung bereits chemisch aufspalten. Auch werden durch gutes Kauen die Nährstoffe optimal aus der Nahrung herausgeholt und vom Körper aufgenommen. Es hat jedoch noch weitere Vorteile, wenn wir ausreichend kauen: Unser Hungergefühl wird im Gehirn erzeugt. Es verarbeitet dabei viele Informationen, etwa den Füllstand des Magens und den Blutzuckerspiegel. Durch die langsame Zerkleinerung im Mund signalisieren wir dem Gehirn, dass wir gerade essen. Es registriert den Speichelfluss und bemerkt die Dehnung des Magens. Wir geben dem Gehirn dadurch die Möglichkeit, auf die Signale unseres Körpers richtig zu reagieren. Denn es braucht Zeit, um die Signale der Sattheit zu verarbeiten. Wenn wir langsam essen und gut kauen, spüren wir früher, wann wir genug gegessen haben. Letztendlich führt gutes Kauen dazu, dass wir durch eine kleinere Menge an Nahrungsmitteln satt sind. Wir brauchen uns nicht mehr zu überessen, weil wir glauben, noch hungrig zu sein.

Nach den drei Aufbautagen ist auch meine Kraft wieder zurück und ich fühle mich so richtig wohl. Jetzt folge ich wieder meinem 15:9-Rhythmus, der sich schon vor dem Fasten als passend für mich erwiesen hat. Ich nehme mein Frühstück gegen 7:30 Uhr ein, mein Mittagessen um 12 Uhr und ein leichtes Abendessen um 16 Uhr, damit ich um 16:30 Uhr mit dem Essen fertig bin und meinem Körper eine 15-stündige wohlverdiente Pause gönne. Ich achte jedoch auch darauf, dass mein Abendessen nicht zu mager ausfällt, und esse mich schön satt. Damit möchte ich vermeiden, dass ich nachts hungrig aufwache. Das fühlt sich nicht gut an und lässt mich außerdem unruhig schlafen. Denn mein Hunger ist zurückgekommen. Doch ich weiß, dass es eine natürliche Reaktion des Körpers ist, sich nach dem Fasten hungriger zu zeigen. Doch die wahren Essgelüste entstehen im Kopf und wir können ihnen entgegentreten, ohne dabei unsere Essentscheidungen zu sabotieren. Ich bin froh, dass ich mich schon vor der fünftägigen Fastenzeit mit meinem Hunger (dem körperlichen, mentalen und emotionalen Hunger) auseinandergesetzt habe. Nun habe ich keine Angst mehr vor ihm. Ich weiß, dass ich nicht auf jeden Hungerimpuls reagieren muss. Der Hunger beherrscht mich nicht mehr so wie früher oft, sondern ich ihn! Auch kann ich wieder klar zwischen richtigem körperlichem Hunger und emotionalem Hunger unterscheiden. Das gibt mir ein Gefühl der Souveränität und Gelassenheit. Wie ich im Kapitel »das Krokodil am Rücksitz« geschrieben habe, sind wir unserem Appetit, unserem Gusto und unserem Heißhunger nicht hilflos ausgeliefert. Es ist unsere Entscheidung, ob wir dem nachgeben, wir sollen uns aber auch nicht schlecht fühlen, wenn wir es tun. Wenn es einmal kein Abendessen geben würde, kann ich auch damit umgehen. Trotzdem achte ich meinen Hunger und sehe ihn als Wegweiser, meinem Körper die Nahrung zuzuführen, die er braucht. Durch das Einhalten von Fasten- und Essenszeiten lerne ich mehr und mehr, bewusst mit meinen Impulsen und Körpersignalen umzugehen. Natürlich macht Übung die Essens-Meisterin. Im letzten Teil des Buches werde ich noch ausführlicher darüber schreiben, wie wir unseren Essalltag noch bewusster gestalten können.

Was sich in den letzten Tagen noch verändert hat, sind mein Appetit und meine Freude am Essen. Alles schmeckt besser und intensiver. Außerdem habe ich Lust darauf bekommen, verschiedene neue Speisen auszuprobieren und beim Kochen mehr zu experimentieren. Exotische Gewürze, fremdländische Gerichte – es gibt so viel, was ich noch entdecken möchte.

Interessanterweise habe ich nicht nur die Angst vor dem Hunger verloren, sondern auch die vor dem Zucker. In meinem Buch »100 Tage zuckerfrei« habe ich mich intensiv mit meinem Verhältnis zu Zucker beschäftigt und einen gesunden Weg gefunden, mit ihm umzugehen. Doch die alten Zuckermuster wurden in den letzten Jahren das eine oder andere Mal wieder aktiv. Doch nun sind auch die letzten Reste meiner Angst vor Zucker verschwunden. Ich weiß, dass ich darauf sensibler reagiere als so manch anderer. Aber ich brauche deshalb nicht völlig darauf zu verzichten. Durch die Auseinandersetzung mit den Zusammenhängen zwischen Essen und Fasten in den letzten Wochen haben so manche Lebensmittel ihren Schrecken verloren. Ich entscheide, was ich esse und wie viel davon. Mein Körper gibt mir das nötige Feedback, ob das, was ich esse, gut für ihn ist. Der völlige Verzicht auf Essen hat mich gelehrt, wie wertvoll unsere Nahrung ist und wie oft ich ihr nicht die nötige Wertschätzung entgegengebracht habe. Auch die Auseinandersetzung mit meinen inneren Saboteuren und der Essenspolizei hat viel verändert. Als ich ein interessant klingendes Brownies-Rezept mit Avocados, Kürbiskernöl und sehr viel Zartbitterschokolade ausprobiere und ein kleines Stück als Dessert genieße, bin ich im Schokoladenhimmel. Ohne schlechtes Gewissen! Für Milchschoko-Junkies, die eben mal eine ganze Tafel verputzen, klingt das vielleicht unglaublich. Ich kann das gut verstehen, war ich doch früher selbst in der gleichen Situation. Doch nun möchte ich nachher weder weiteressen noch taucht die Gier nach Zucker auf, die mich früher oft geplagt hat.

Auch der Kaffee schmeckt wieder großartig. Ich mache mir nicht die Mühe, ihn mit Hafermilch oder Mandelmilch zu versuchen, weil das möglicherweise »gesünder« ist. Nein, ich bleibe dabei und trinke den Kaffee mit einem Schuss Sahne, so schmeckt er mir einfach am besten. Am liebsten trinke ich ihn aus meiner blauen Lieblingstasse, auf der eine schwarz-weiß gefleckte Kuh mit bleistiftdünnen Beinchen abgebildet ist. Sie grinst mich fröhlich an, so als würde sie sagen: »Ich gebe dir gern ein bisschen von meiner Milch ab, damit du deinen Kaffee genießen kannst!« Schon allein der Anblick der Tasse versetzt mich in gute Stimmung. Ich bin auf einem guten Weg. Ich esse und faste mit Bauch und Köpfchen. Und diesmal werde ich alles daransetzen, dass meine neuen, verbesserten Gewohnheiten auch bleiben!

DAS EIGENE DREHBUCH UMSCHREIBEN – ÄNGSTE VERLIEREN UND MUT GEWINNEN

Die letzten Wochen bin ich tief in meine eigene, innere Welt eingetaucht. Ich habe mir meine alten Muster und Glaubenssätze angeschaut und sie ins Licht der Bewusstheit gebracht. Es gab einiges zu korrigieren und zu verändern. So manches habe ich vollkommen losgelassen. Nun muss ich allerdings meine neuen Erkenntnisse im Alltag umsetzen, ansonsten bleiben sie nur Einsichten ohne Wert.

Damit ich mir ein besseres Bild davon machen kann, schreibe ich alles auf, was sich in Bezug auf mein Essen verändert hat und ob es noch etwas gibt, was ich umsetzen möchte. Ich wünsche mir mehr Leichtigkeit in meiner gesamten Ernährung. Ich möchte nicht mehr alles vorher gedanklich überprüfen und kontrollieren, ob das auch gut für mich ist, was ich da esse. Das sind die letzten Reste der Essenspolizei, die – obwohl ich sie schon verabschiedet habe – noch gedanklich in meinem Kopf hängen. Die kann ich nun gehen lassen, sie haben mir diese Schwere in meinen Umgang mit Essen gebracht. Außerdem erlaube ich mir bewusst, alles zu essen, was ich essen möchte. Das klingt vielleicht etwas kontraproduktiv. Denn das würde ja heißen, dass es völlig okay ist, zum Frühstück eine 300-Gramm-Tafel Vollmilchschokolade zu essen, wenn ich möchte. Möglich wäre es. Doch ich bin mir durchaus der Konsequenzen bewusst und die Wahrscheinlichkeit, dass ich den Morgen mit einer Zucker-Fett-Bombe beginnen möchte, ist sehr gering. Vielleicht hätte ich das in meiner Jugend gemacht, als mich meine Sucht nach Essen noch im Griff hatte. Doch nun übernehme ich bewusst die Verantwortung für alles, was auf meinem Teller liegt und in meinen Mund wandert. Die Packung mit den Keksen und die drei Tafeln Schokolade, die ich vor einiger Zeit erstanden habe, liegen unangetastet im Küchenschrank. Ich weiß jetzt, dass ich auf mein Verlangen, etwas zu essen, nicht reagieren muss. Falls das für Sie nicht nachvollziehbar klingt: Natürlich habe ich einen langen Weg bereits hinter mir, auf dem ich mich mit den verschiedensten Bereichen der Nahrungsaufnahme beschäftigt habe. Meine anderen Bücher zeugen davon. Und dennoch habe auch ich immer wieder noch den Wunsch danach, meinen Essensgelüsten nachzugeben. Und ja, es fühlt sich sehr unbequem an, dem nicht nachzugeben! Doch ich übe und werde immer besser darin.

Je öfter ich einem Impuls, etwas essen zu wollen, nicht nachgebe, desto weniger oft sendet mir mein Gehirn weitere Impulse. Ich habe meine Denkweise verändert. Ich strebe nicht mehr nach dem kurzfristigen Genuss, sondern möchte mich langfristig gut fühlen. Ist diese Einstellung in meinem Denken einmal verankert, läuft sie automatisch ab und es ist gar nicht mehr so schwierig, wie manche vielleicht denken könnten. Wie bei jeder Änderung eines Verhaltens braucht es anfangs stetes Üben und Wiederholen. Doch früher oder später wird es so einfach und normal werden, dass wir uns fast darüber wundern könnten. Deshalb ist die Angst, einer Versuchung nicht widerstehen zu können, verschwunden.

Ebenso ist die Angst, Hunger nicht aushalten zu können, weg. Ich habe mein Essverhalten auf ein besseres, bewussteres Niveau gebracht und bin sehr stolz darauf. Doch bis sich mein neues Verhalten vollkommen automatisiert hat und ich gar nicht mehr darauf achten muss, es bewusst umzusetzen, wird einige Zeit vergehen. Es wäre also sehr hochmütig und vor allem auch dumm von mir, die Lektion des richtigen Essens als gemeistert und somit abgehakt zu betrachten.

Ich möchte den Bereich »Essen« wieder auf den richtigen Platz stellen. Es gibt ein Leben neben der Nahrungsaufnahme, und sich ständig darüber Gedanken zu machen wird auf die Dauer langweilig. Vor allem wird das Leben sehr einseitig, wenn sich alles nur um das Essen dreht. Natürlich macht das Thema Ernährung bei mir einen Großteil meines Berufes aus. Aber dabei geht es mir vor allem um die eigene Gesundheit und das Wohlgefühl, das ich anderen Menschen vermittle.

Die letzten Monate habe ich ziemlich zurückgezogen gelebt. Ich habe mir wirklich die Zeit genommen, um über das Fasten zu recherchieren und meine eigenen Erfahrungen damit zu machen. Es war also sehr wichtig, etwas Abstand zu meiner Außenwelt zu halten, denn damit konnte ich mich viel besser mit mir beschäftigen und auseinandersetzen. Ich weiß sehr wohl, dass ich in vielerlei Hinsicht anderen gegenüber im Vorteil bin. Ich kann mir meine Zeit einteilen und mich auf Ess- und Fastenexperimente einlassen, ohne dass es für mein Umfeld eigenartig erscheint. Ich bin Ernährungswissenschaftlerin und somit gehört alles, was mit Essen zu tun hat, zu meinem Beruf. Somit bleiben mir Aussagen erspart, die sich andere vielleicht von ihren lieben Kollegen und Kolleginnen oder auch von Familie und Freunden anhören müssen. Von »Iss doch endlich einmal wieder etwas Ordentliches« über »Warum fastest du, du musst doch gar nicht abnehmen?« bis zu »Ich habe gehört, dass Fasten total ungesund ist!« kann alles dabei sein. Wir alle wissen, dass unsere Mitmenschen oft ungefragt ihre Meinung kundtun. Das Allerbeste ist, freundlich, aber bestimmt den anderen eine Grenze zu setzen. Was und wie wir essen, ist alleine unsere Sache. Wir müssen uns weder rechtfertigen noch unsere Entscheidung zu fasten verteidigen. Wenn wir Essen ablehnen möchten, ist ein nachdrückliches »Danke, nein!« die beste Strategie, dem anderen den Wind aus den Segeln zu nehmen.

So wertvoll die Zeit der Innenschau auch war, sie ist vorbei. Mit meiner Praxis des 15:9-Fastens habe ich einen guten Weg gefunden, den ich für längere Zeit gehen möchte. Jetzt stelle ich aber das Kapitel Essen einmal gedanklich auf die Seite. Wie will ich mein Leben weiter gestalten? Was möchte ich verändern und was soll so bleiben, wie es ist? Ich bin voller Tatendrang und möchte wieder mehr Bewegung und Aktivität in mein Leben bringen. Die Stagnation, die ich in den letzten eineinhalb Jahren gespürt habe, ist vorüber. Das Warten ist vorbei, denn worauf soll ich warten? Tatsächlich scheint sich ein Glaubenssatz in mir aufgelöst zu haben, der mich immer denken ließ, dass ich noch etwas ändern oder tun muss, bevor ich starte. Noch mehr Wissen sammeln und mehr Erfahrungen. Besser werden, anders werden. Ob es jetzt diese paar Kilos zu viel waren oder der Kleiderkasten, dessen Inhalt ich vorher noch mit modischen Sachen füllen wollte. Irgendetwas fand sich immer, womit ich mich noch beschäftigen musste, bevor ich so richtig losstarten konnte. Dabei kann ich sofort beginnen, Spaß zu haben, mich auf neue Abenteuer einzulassen und ein buntes Leben zu führen. Ich brauche nicht in der Warteschleife hängen zu bleiben, nur weil ich denke, ich müsste vorher alle meine Probleme lösen.

Ich allein bin diejenige, die entscheidet, wie es mit meinem Leben weitergeht, nicht die Umstände, die sich im Außen präsentieren. Das Leben hat noch so viel bereit für mich, ich muss mich nur darauf einlassen und mir die Erlaubnis geben, mit beiden Händen aus dem Vollen zu schöpfen. Ohne diese Gedanken, die mich in der Vergangenheit blockiert haben, kann ich mich viel freier bewegen. Ich kann mich neu erfinden und ich darf alles ins Licht stellen, was mich ausmacht. Ab jetzt möchte ich mein Leben aktiver gestalten, bewusster, schöner, spannender. Ich werde mein Drehbuch umschreiben, ich werde es neu schreiben.

Vieles, das in die Tiefe führt, beginnt im Außen. Deshalb rufe ich als Erstes meine Frisörin an. Meine Haare haben einen Schnitt und ein bisschen Farbe dringend nötig. Jetzt fühle ich mich wieder wohl damit. Dann beschließe ich, ein paar Tage in die Stadt zu fahren. Ich brauche ein bisschen Ablenkung, die letzte Zeit war intensiv mit dieser ganzen Innenschau und den neuen Erkenntnissen. Ich genieße das bunte Treiben der Stadt, sitze stundenlang im Café, schreibe, beobachte die Menschen. Ich schlendere durch die Einkaufsstraßen und erfreue mich an den vielen schön gestalteten Auslagen. Es ist Ende August und die Herbstmode ist schon in den Geschäften eingezogen. Ich gönne mir sogar ein neues Kleidungsstück, einen kuscheligen, honigfarbenen Pullover, der meine Vorfreude auf den Herbst noch größer macht. Am einem Tag besuche ich meine beste Freundin Tara und ihren Mann Walter. Ich habe die beiden den ganzen Sommer nicht gesehen und genieße unsere Gespräche und unser Zusammensein. Wir trinken chinesischen Kräutertee und essen eine leckere Gemüsepfanne, die Tara wie immer mit viel Liebe zubereitet hat. Danach geht es wieder zurück nach Hause. Als ich im Zug sitze, lasse ich die Tage in der Stadt noch einmal auf mich wirken. Die Pause hat mir gutgetan, jetzt freue ich mich wieder auf mein ruhiges Landleben. Auf meine Hündin Julie, das Rauschen des Baches und die Kürbisse im Garten. Ich kann es gar nicht erwarten, daraus köstliche Gerichte zu zaubern.

Die Abwechslung nach der intensiven Beschäftigung mit Essen, Fasten und allem, was damit zusammenhängt, war dringend nötig und mit neuer Motivation mache ich weiter. Gesunde Ernährung gehört einfach zu meinem Leben und mein Beruf ist mehr als nur ein Job. Es gibt nichts Schöneres für mich, als anderen Menschen einen auf sie maßgeschneiderten Lebensstil zu vermitteln, der sich gut anfühlt. Das intermittierende Fasten habe ich für mich entdeckt und nach einigen Fehlversuchen herausgefunden, wie ich es am besten in meinen Tag integrieren kann. Noch weiß ich nicht, dass mir eine wichtige Zutat nachgereicht wird. Das fehlende Puzzleteil, das Fasten für mich zu einer runden Sache zum Fastenglück machen wird.

Teil III

Das fehlende Puzzleteil zum Fastenglück

Die Zeit in der Stadt und die willkommene Pause haben mir gutgetan. Zu Hause angekommen, stürze ich mich wieder mit Schwung und frischer Energie in das Thema Fasten. Als Ernährungswissenschaftlerin kann ich natürlich in dieser Flut aus Büchern, Blogs, Videos die Spreu vom Fastenweizen trennen. Dennoch war es trotz dieses Wissensvorsprungs auch für mich am schwierigsten, die Halbwahrheiten und den Unsinn unter all den Informationen herauszufiltern. Papier ist geduldig und das Internet voll von Geschichten, die sich durchaus spannend anhören, jedoch nicht viel brauchbaren Inhalt für mich boten.

Egal welche Form des Fastens wir wählen, unsere Gesundheit kann enorm davon profitieren. Durch die Fastenfenster gönnen wir unserem Körper eine Pause, in der er sich regenerieren kann. Die Müllabfuhr in den Zellen kann dann ganze Arbeit leisten. Beim Fasten werden die gesunden Zellen gestärkt und die kranken geschwächt. Durch den Verzicht auf das Essen vermeiden wir Infektionen, beugen Krankheiten vor und verlangsamen den Alterungsprozess. Wir stabilisieren unseren Blutzuckerspiegel, vermindern dadurch unseren Heißhunger und verringern durch das Weglassen von Snacks und Zwischenmahlzeiten unser Körpergewicht. Fasten verbessert außerdem unser Hautbild und lässt die Haut frischer, strahlender und gesünder aussehen. Auch gibt uns das intermittierende Fasten eine Tagesstruktur und macht uns bewusster für Essgewohnheiten und Muster, die nicht unsere Gesundheit fördern.

Was mich besonders fasziniert, ist, dass durch regelmäßiges Fasten der Körper seine »metabolische Flexibilität« erhöht. Das ist die Fähigkeit des Stoffwechsels, mühelos und je nach Bedarf von der Verbrennung von Kohlenhydraten auf Fettverbrennung umzuschalten. Wie schon im ersten Kapitel erläutert wurde, beziehen wir unsere Energie entweder aus Fett oder aus Kohlenhydraten. Eiweiß spielt im Normalfall zur Energiegewinnung keine Rolle, es wird für den Aufbau, für Reparatur und für andere Prozesse verwendet. Unser Körper nutzt, was er zur Verfügung hat. Wenn wir eine kohlenhydratreiche Mahlzeit essen, wird der Glukosestoffwechsel gefördert und der Fettstoffwechsel unterdrückt. Essen wir fettreich, ist es umgekehrt. Wenn wir fasten, greift unser Körper auf seine eigenen Reserven zu und bildet daraus Ketonkörper, die eine alternative Energiequelle sind. Mit der Analogie von Kühlschrank (Energie aus Kohlenhydraten) und Gefriertruhe (Energie aus den eigenen Fettreserven) habe ich versucht, diese Prozesse bildlich zu erläutern.

Mit der gesteigerten Flexibilität des Stoffwechsels, die durch das intermittierende Fasten entsteht, können wir länger ohne Nahrung auskommen, ohne dabei hungrig zu werden. Denn unser Körper legt seinen Schalter mühelos um und verwendet seine Fettspeicher zur Energiegewinnung. Ist unser Stoffwechsel flexibel, sind wir wach und leistungsfähig und nicht aufgrund unserer ständigen hormonellen Schwankungen dauernd auf der Suche nach etwas Essbarem. Intermittierendes Fasten hat also unglaublich viele gesundheitliche Vorteile und es ist nur verständlich, dass es momentan einen so großen Hype erlebt. Schwieriger wird es, die passende Form zu finden. Ich musste mich durch einige Fehlversuche hindurchfasten, bis ich meine Methode gefunden hatte. Das 15:9-Fasten ist ideal für mich, daran werde ich mich in der nächsten Zeit halten. Ich setze mich damit jedoch keinesfalls unter Druck. Sollte diese Form nicht mehr gut in meinen Alltag passen, kann ich das Fasten- und Essfenster jederzeit wieder ändern.

Doch irgendetwas fehlt mir bei allen wissenschaftlichen Erklärungen. Noch bin ich nicht vollständig zufrieden mit meinen gesammelten Informationen, den erkannten Zusammenhängen und Auswirkungen des Fastens auf den Körper und meine Gesundheit. Dabei liegt die Antwort schon auf meinem Schreibtisch. Zwei ungelesene Bücher und einige Artikel warten auf mich, mit deren Inhalt ich mich bis jetzt noch gar nicht beschäftigt habe, und ich bin äußerst gespannt, mehr über dieses Thema zu erfahren. Mein Interesse gilt der Chronobiologie, einem Wissenschaftszweig der Biologie, der die biologischen Rhythmen erforscht. Genau genommen interessieren mich die »zirkadianen Rhythmen« beim Menschen, also die Regelmäßigkeiten, die innerhalb von 24 Stunden auftreten. Um es weniger wissenschaftlich auszudrücken: Es geht um unsere innere Uhr.

Während ich mich in dieses unglaublich spannende Thema vertiefe, habe ich mehrere Aha-Momente. Ich erkenne endlich den größeren Zusammenhang, ich habe den »missing link« – das fehlende Bindeglied zwischen den gesamten Fastentheorien und seiner Umsetzung – gefunden!

Genauso wie Körper und Psyche sich gegenseitig beeinflussen, so ist auch unser Körper nicht von unserer Umwelt und von der Welt, in der wir leben, als getrennt zu sehen. Die zirkadianen Rhythmen im Körper liefern uns wichtige Informationen, die für einen gesunden Lebensstil äußerst wertvoll sind. Wir haben eine innere Uhr und alle Organe und Zellen in unserem Körper sind mit ihr verbunden. Genau deshalb ist es nicht egal, um welche Zeit wir essen. Unsere innere Uhr hat Auswirkungen auf unser gesamtes Leben, auch wenn wir das nicht wahrhaben wollen. Was ich intuitiv vorher schon geahnt habe, ist die Wichtigkeit regelmäßiger Essenszeiten. Die verschiedenen Formen des intermittierenden Fastens erscheinen nun in einem gänzlich anderen Licht. Wenn ich das Konstrukt dieser inneren Uhr miteinbeziehe, erscheint mir vor allem die Krieger-Diät, bei der man tagsüber fastet und erst am Abend die gesamte Tagesration an Essen verzehrt, nicht als die allerbeste Ernährungsmethode für unsere Gesundheit.

Die Beachtung der zirkadianen Rhythmen ist wahrlich das fehlende Puzzleteil, wenn es um die richtige Umsetzung beim intermittierenden Fasten geht. Wie funktioniert nun unsere innere Uhr? Und wie können wir unseren Ess- und Fastenrhythmus am besten danach ausrichten?

LEBEN NACH DER INNEREN UHR

Wenn wir von zirkadianen Rhythmen beim Menschen sprechen, meinen wir die Abläufe, die während eines Tages im Körper geschehen. Das Wort »zirkadian« wurde aus dem Lateinischen übernommen und bedeutet nichts anderes als »rings um den Tag« oder »tagesrhythmisch«. Der bekannteste dieser Rhythmen ist der Schlaf-Wach-Rhythmus, der durch unsere Biologie gesteuert wird. Wir haben jedoch nicht nur eine einzige innere Hauptuhr, sondern viele innere zirkadiane oder biologische Uhren. Nahezu jede Zelle in unserem Körper verfügt über eine solche und ist darauf programmiert, zu verschiedenen Tages- oder Nachtzeiten tausende von Genen ein- oder auszuschalten. Hierbei wird ersichtlich, wie unglaublich komplex die Biologie unseres Körpers ist und wie alles in einer wunderbaren Symphonie zusammenspielt, um gut zu funktionieren. Durch einen falschen Lebensstil werden jedoch diese Rhythmen gestört, dann können unsere inneren Uhren nicht mehr die richtige Botschaft an die Gene senden. Unsere Gesundheit leidet darunter, wir sind nicht mehr so fit und leistungsfähig, wie wir es sein könnten, und werden letztendlich krank. Wenn wir uns angewöhnt haben, spät abends eine ausgiebige Mahlzeit einzunehmen, nie vor Mitternacht schlafen zu gehen und uns für Bewegung keine Zeit zu nehmen, wird die Kommunikation zwischen den Körperzellen gestört. Dadurch werden Informationen im Körper falsch oder unvollständig weitergeleitet. Dies führt schließlich dazu, dass unsere Organe nicht mehr optimal funktionieren. Wir leiden unter Verdauungsproblemen, Migräne oder bekommen beim kleinsten Windhauch schon einen Schnupfen.

Nicht nur unsere Zellen kommunizieren untereinander, zusätzlich stehen auch die inneren Uhren unserer Organe miteinander in Kontakt. Gesteuert wird alles von unserer »Hauptuhr«, einem kleinen Zellhaufen, der im Hypothalamus unseres Gehirns sitzt und »suprachiasmatischer Nucleus«, kurz SCN, genannt wird. Im Hypothalamus, dem Zentrum der Hirnbasis, befinden sich außerdem die Steuerzentren für Hunger und Sättigung, aber auch Schlaf, Stressreaktionen und der Flüssigkeitshaushalt werden von hier aus gesteuert. Auch ist unsere Hauptuhr mit der Hypophyse verbunden, die Wachstumshormone produziert, sowie mit der Nebenniere, der Schilddrüse und der Zirbeldrüse, die andere wichtige Hormone (Stress-, Fortpflanzungs- und Schlafhormone) erzeugen. Die richtige Funktion unserer inneren Uhr ist also enorm wichtig, und gerät sie aus dem Takt, werden auch wir aus dem Gleichgewicht geworfen. Wir sind müde, schlecht gelaunt und können uns nicht gut konzentrieren. Wir entwickeln Heißhunger auf Süßes, nehmen drei Kilo zu, obwohl wir so essen wie immer und unsere Muskeln schmerzen.

Wenn wir unsere innere Uhr miteinbeziehen, können

wir unsere Ernährung nicht mehr als einzelne, von anderen körperlichen Vorgängen unabhängige Komponente betrachten. Damit unsere zirkadianen Rhythmen wieder im Einklang sind, müssen wir auch unsere Schlaf- und Bewegungsgewohnheiten mit ins Spiel nehmen. Vor allem, was wir wann essen, wie oft und wann wir uns bewegen und wie lange wir schlafen, ist ausschlaggebend dafür, ob unsere innere Uhr im Takt läuft. Dann funktioniert das Zusammenspiel aller unserer Körperzellen und Organe wieder optimal. Unser Körper arbeitet präzise wie das Räderwerk einer Pendeluhr und schwingt im Gleichklang der Gesundheit.

Wie können wir nun im Einklang mit der inneren Uhr essen und wie können wir unseren Fastenrhythmus danach ausrichten? Wichtig zu wissen ist, dass nicht nur der erste Bissen Nahrung am Morgen, sondern auch der erste Schluck Kaffee Einfluss auf unseren Körper hat. Denn dadurch wird den Uhren in Darm, Leber, Herz und Nieren mitgeteilt, dass es Zeit ist, den Tag zu beginnen. Ich denke zurück an die Anfänge meines Fastenexperimentes, wo ich der Meinung war, dass mein morgendlicher Kaffee mit etwas Sahne die Fastenzeit nicht beendet. Er hat zwar keinen Einfluss auf den Blutzuckerspiegel, doch der Körper reagiert trotzdem darauf. Wer bis zum Mittagessen nur Kaffee trinkt, um erst danach mit dem Essen zu beginnen, ist nicht mehr zu 100 Prozent in einem Zustand des Fastens. Auch ist es günstiger, das Frühstück möglichst früh am Tag zu sich zu nehmen, da die Insulinreaktion in der ersten Hälfte des Tages am besten ist. Wir können also am Morgen Kohlenhydrate wesentlich effizienter verstoffwechseln und unsere Bauchspeicheldrüse, die Insulin produziert, ist am leistungsfähigsten. Nicht jedoch am späteren Abend, wo die Blutzuckerregulierung schwächer ist und deshalb Kohlenhydrate leichter als Körperfett gespeichert werden. Ein Brötchen mit Marmelade bestrichen wird also morgens besser vertragen als am Abend. So wie das Frühstück das Ende der Fastenphase bedeutet, so signalisiert unser Abendessen das Ende der Essensphase. Der Körper schaltet nach und nach in den Schlaf- und Verjüngungsmodus. Die Darmtätigkeit verlangsamt sich, der gesamte Stoffwechsel wird runtergeschraubt. Durch das Einsetzen der Dunkelheit wird das Schlafhormon Melatonin ausgeschüttet, die Produktion des Stresshormons Cortisol sinkt. Unser Körper bereitet sich auf die Nachtruhe vor.

Wenn wir spät zu Abend essen, kann der Körper die Nahrung nicht mehr so effizient verdauen, denn die innere Verdauungsuhr ist schon anders getaktet. Auch ein kleiner Snack vor dem Schlafengehen, und sei es nur ein Joghurt oder eine Banane, bringt unseren zirkadianen Rhythmus durcheinander. Der gesamte Verdauungsprozess wird erneut gestartet und es kann Stunden dauern, bis er wieder abgeschlossen ist. Während der Körper bereits mit seinen Regenerationsprozessen beschäftigt sein sollte, muss er sich nun der Verstoffwechselung unserer Nahrung widmen und unsere innere Uhr fällt aus dem Takt. Spätabends etwas zu essen, ist also keine besonders gute Wahl und macht oft alle guten Ernährungsentscheidungen zunichte, die wir tagsüber getroffen haben.

Unsere Ess- und Fastenphasen mit der inneren Uhr angleichen ist das Beste, das wir für unsere Gesundheit tun können. Es ist jedoch einfacher gesagt als getan. In unserer heutigen Zeit, wo das Abendessen oft die Hauptmahlzeit des Tages ist und noch dazu spät eingenommen wird, ist es eine enorme Veränderung, die wir hier eingehen müssen. Doch auch kleine Schritte in die richtige Richtung bringen schon enorme Vorteile. Wir können jede Form des intermittierenden Fastens, die wir für uns gewählt haben, mit ein paar Überlegungen an unsere innere Uhr angleichen.

Essenstechnisch könnte ein Tag im zirkadianen Rhythmus etwa so ablaufen: Zum Frühstück (nicht später als 8:30 Uhr) gibt es je nach Gusto getoastetes Vollkornbrot mit Butter. Wer es herzhaft mag, kann den Toast auch mit Senf bestreichen und mit Tomate und Avocado belegen. Dazu wird Kaffee oder Tee getrunken. Wer lieber warm frühstückt, für den wäre Porridge oder ein Getreidebrei mit Apfelkompott ideal. Das esse auch ich gerne, wobei ich im Sommer Obst, in mundgerechte Stücke geschnitten und mit etwas Zimt bestreut, bevorzuge. Das Mittagessen ist im Idealfall zwischen 12 und 14 Uhr angesetzt. Es sollte die größte Mahlzeit des Tages sein, da hier die Verdauung auf Hochtouren läuft. Ein Gemüsegericht mit Linsen und Reis wäre ideal. Aber auch ein Thai-Curry mit Hähnchen oder – je nach Hunger – ein großer Salat mit Putenstreifen wäre ein Vorschlag. Das Abendessen sollte dann nicht zu spät eingenommen (etwa um 19 Uhr) und leicht gehalten werden, damit es den Verdauungstrakt nicht belastet. Hier würde ich eine Gemüsepfanne mit Spiegelei oder eine Schale Tomatensuppe mit Kräutern und Schafskäse empfehlen.

Sein Essen wieder mehr nach dem zirkadianen Rhythmus zu gestalten, mag für viele eine große Hürde sein. Wir müssen jedoch nicht alles auf einmal umsetzen, kleine Schritte in die richtige Richtung sind besser als gar keine. Eine kleine Veränderung kann sich schon enorm auf unser Wohlbefinden auswirken. Wir finden jedoch nur heraus, was gut für uns ist, wenn wir es selbst ausprobieren. Danach können wir die entsprechenden Korrekturen machen.

Wenn wir außerdem einen kritischen Blick auf unsere Schlafgewohnheiten werfen und es schaffen, ausreichend Schlaf zu bekommen, werden wir uns noch wohler fühlen. Zu welcher Zeit es für unsere innere Uhr am besten ist, sich zu bewegen, darüber schreibe ich im nächsten Kapitel.

NIMM DEN KÖRPER MIT AN BORD

Wir haben in der Zwischenzeit Mitte September und endlich hat der Herbst den heißen Sommer abgelöst. Ich genieße die frische, kühle Luft, wenn ich den morgendlichen Spaziergang mit meiner Hündin Julie mache. Die Zeit der T-Shirts und des Barfußgehens ist vorbei. Ich habe meine Jacken aus dem Kasten geholt und liebe es, mit meinen Gummistiefeln durch die nassen Wiesen zu stapfen, während sich Julie in ihrem Hundeglück im Gras wälzt. Ich liebe den Herbst. Wenn sich die Blätter bunt färben und die Tage wieder kürzer werden, kommt bei mir stets eine spezielle Stimmung auf. Es ist ein schönes, leicht melancholisches Gefühl, das mich beschleicht, ein Gefühl, das mich in seiner Intensität immer wieder erstaunt und das ich nicht missen möchte. Die Natur bietet ihre Gaben an, verschwenderisch und bedingungslos, bevor sie sich in den Winterschlaf verabschiedet. Besonders die Kürbisse haben es mir angetan, die in unserem Garten in einem kräftigen Orange durch die Blätter leuchten. Kürbissuppe gehört zu meinen Lieblingsspeisen, ich könnte täglich davon essen. Heuer trägt auch unsere Brombeerhecke viele Früchte und ich komme gar nicht mit dem Pflücken nach. Zum Frühstück püriere ich die dunklen Beeren und mache einen Smoothie daraus. Die vielen frischen Früchte und Gemüse machen es mir leicht, gut zu essen. Auch habe ich keine Schwierigkeiten mehr, mich an mein Ess- und Fastenfenster zu halten. Es ist in der Zwischenzeit beinahe zur Routine geworden.

Doch schon kommt eine neue Herausforderung auf mich zu. Mein nächstes Vorhaben ist, wieder regelmäßig Sport in meinen Alltag einzubauen. Natürlich habe ich mich auch den Sommer über bewegt. Ich war wandern, bin ab und zu mit dem Rad gefahren und habe Yogaübungen gemacht – aber nicht regelmäßig und auch nicht besonders ausgiebig. Die Hitze des Sommers war anstrengend für meinen Körper und meist war ich zu schlapp für sportliche Aktivitäten. Die täglichen Spaziergänge mit Julie kann ich nicht als Sport durchgehen lassen. Julie ist mit ihren 13 Jahren eine alte Dame und hat nach fünf Minuten bereits genug vom Laufen. In Bewegung kommt sie nur noch, wenn sie irgendwo ein Mäuseloch erschnuppert, in das sie ihre Nase stecken kann. Doch ansonsten ist sie kein »Fitnesshund«, mit dem ich lange Wanderungen machen kann. Ich muss mich also selbst motivieren, meine Hanteln abstauben und eine geeignete Fitness-DVD aus meinem Fundus suchen. Doch wann ist es am effektivsten, Sport zu betreiben? Wie können wir intermittierendes Fasten und Bewegung am besten kombinieren?

Hierbei gibt es interessanterweise in der Wissenschaft unterschiedliche Meinungen. Viele Experten auf dem Gebiet des intermittierenden Fastens – vor allem diejenigen, die in der Fitnessbranche zu finden sind – schwören auf das »Fasted Training«, das »Nüchterntraining«. Das bedeutet, dass es sich empfiehlt, morgens im nüchternen Zustand sein Krafttraining zu absolvieren. Denn wenn am Ende des Fastenfensters trainiert wird, hat der Körper keine Kohlenhydratreserven zum Verbrennen und greift direkt auf die Fettreserven im Körper zu. Auch kommt es beim Nüchterntraining zu einer erhöhten Ausschüttung des Wachstumshormons Somatropin, das eine muskelaufbauende und fettabbauende Wirkung hat. So konnte eine Studie, die 2013 im »British Journal of Nutrition« veröffentlich wurde, nachweisen, dass die männlichen Probanden um 20 Prozent mehr Fett verbrannten, wenn sie morgens auf nüchternen Magen trainierten. Eine andere Studie jedoch belegt, dass es in Bezug auf die körperliche Leistungsfähigkeit keinen Unterschied macht, ob zuvor 23 Stunden lang gefastet wurde oder nicht.

So wertvoll und wichtig alle diese Studien sind, wir können sie doch nicht als absolute Wahrheit sehen. Entscheidend ist immer, welche Fitnessziele wir verfolgen. Es macht einen gewaltigen Unterschied, ob wir ernsthaftes Bodybuilding betreiben oder ob wir uns fit und gesund halten möchten. Jeder hat einen einzigartigen Körper, der nicht ausschließlich in Fakten und Zahlen gemessen werden kann. Außerdem müssen – und das ist das Allerwichtigste – unsere sportlichen Aktivitäten in den Alltag integriert werden. So könnten wir immer montags und donnerstags nach dem Büro ins Fitnessstudio gehen. Oder jeden Mittwoch zum Yoga und am Wochenende wandern wir mit der Familie. Regelmäßigkeit ist wichtig und Bewegung soll uns auch Freude machen, ansonsten werden wir keinen Erfolg damit haben.

Die Beschäftigung mit den zirkadianen Rhythmen hat mir jedoch ein größeres Verständnis für meinen Körper und die verschiedenen Phasen, in der er sich befindet, gebracht. Und so erscheint es mir nur logisch, wenn wir unsere Bewegung nach unserer inneren Uhr abstimmen. Unser Körperbau und unser Stoffwechsel haben sich so entwickelt, dass wir von morgens bis abends körperliche Arbeit verrichten können. Unsere Muskeln machen rund 50 Prozent unseres Körpergewichtes aus und wir sollten sie auch möglichst nutzen. Auch unsere Muskeln haben einen zirkadianen Rhythmus. Sie arbeiten am Tag effizienter als bei Nacht. Doch wir sind zu einer Gesellschaft von Sitzenden geworden, die dann spät abends im Fitnessstudio ihre Muskeln trainiert. Dies zeigt, wie weit wir uns von unserer Natur entfernt haben und eigentlich gegen sie arbeiten. Wann ist also die beste Zeit für Bewegung, wenn wir unserer inneren Uhr folgen?

Der frühe Morgen eignet sich gut für ein aerobes Training, noch bevor wir etwas gegessen haben. Wir können bei einem flotten Spaziergang im Freien bei hellem Tageslicht auch gleich unsere Gehirnuhr synchronisieren. Es macht uns wach und verbessert unsere Gehirnfunktion. Außerdem hebt Bewegung am Morgen die gesamte Stimmung für den Tag. Der spätere Nachmittag – etwa zwischen 15 und

19 Uhr – ist eine weitere gute Zeit für sportliche Aktivitäten. Der Muskeltonus steigt an, weshalb dieser Zeitraum sehr gut für Krafttraining oder intensives Kardiotraining geeignet ist. Das Training am Nachmittag verringert außerdem den Appetit auf das darauffolgende Abendessen. Außerdem steigert Sport die Fähigkeit, überschüssigen Blutzucker aufzunehmen, und hält somit den Blutzuckerspiegel in einem gesunden Bereich. Bewegung nach dem Abendessen ist nicht so günstig, da damit der Cortisol-Spiegel erhöht wird und dabei die Ausschüttung von Melatonin – unser Schlafhormon – verzögert wird. Bei grellem Licht spät abends im Fitnessstudio zu trainieren richtet sich also gegen die innere Uhr, doch ist es noch immer besser, als mit einer Tüte Chips vor dem Fernseher zu sitzen. Bewegung gehört zum Leben, und wenn wir diese in unseren Alltag einbauen, wird uns unser Körper mit Wohlbefinden danken. Auch wenn wir uns nicht in allen Bereichen nach den zirkadischen Rhythmen ausrichten, so kann doch die eine oder andere kleine Lebensstiländerung langfristig eine große Wirkung zeigen.

Ich habe das Glück, mir momentan meine Zeit frei einteilen zu können und meinen Tagesablauf selbst zu gestalten, und ich weiß dies sehr zu schätzen. Wie kann ich also am besten meine Fitnessroutine gestalten, damit sie im Einklang mit meiner inneren Uhr ist? Der Morgenspaziergang mit meiner Hündin ist ein guter Anfang. Ich könnte in Zukunft, wenn ich Julie danach zu Hause abgeliefert habe, noch für weitere 20 Minuten flott den Berg hinaufwandern. Das nimmt mir nicht viel Zeit weg und ich habe trotzdem meinen Puls etwas in die Höhe getrieben und meinen Stoffwechsel angeregt. Vor dem Abendessen werde ich dann ein paarmal pro Woche mit Hanteln oder einer Gymnastik-DVD meine Muskeln trainieren. Außerdem beginnt kommenden Dienstag nach der Sommerpause wieder mein wöchentliches Training in der Gruppe. Gemeinsam mit meiner Schwester Simone werde ich dort ordentlich ins Schwitzen kommen.

Wäre ich angestellt wie meine Freundin Marianne, würde ich nach Büroschluss ins Fitnessstudio gehen, um dort eine Stunde Bodyshaping oder Yoga zu machen, und am Wochenende den Morgen mit einer Runde Walking beginnen.

Nach anfänglicher Überwindung habe ich auch wieder Spaß an mehr Bewegung und fühle mich sehr wohl. Doch ich merke, dass dadurch mein Essfenster von neun Stunden nicht mehr passt. Wenn ich um 16:30 Uhr mit dem Essen fertig sein will, muss ich schon vorher Sport machen. Da bin ich jedoch noch mit anderen Dingen beschäftigt. Ich überdenke meinen Zeitplan und entscheide mich dazu, mein Essfenster um eine Stunde auszudehnen. Somit habe ich einen neuen Essrhythmus, ich esse innerhalb von zehn Stunden und faste die nächsten vierzehn Stunden. Dieser 14:10-Rhythmus passt besser in meine Tagesstruktur. Wenn sich um 16:00 Uhr mein Hunger meldet, beginne ich mit meinem Training und kann danach essen. Anfangs muss ich mich durchaus etwas disziplinieren, nach einigen Tagen jedoch hat sich mein Körper an die neue Struktur gewöhnt. Ich bin erstaunt und freue mich darüber, wie gut die Zusammenarbeit mit meinem Körper funktioniert.

Mein Körper, meine Fitness und das daraus resultierende Wohlbefinden sind mir sehr wichtig. Ist doch mein Körper mein Zuhause, das Gefährt, mit dem ich durchs Leben gehe. Doch ein fitter Körper ist nicht alles, es geht um wesentlich mehr …

SO WIE ICH BIN, BIN ICH GENUG! – KÖRPERLIEBE UND SELBSTLIEBE

Bei den kühleren, herbstlichen Temperaturen fällt mir mehr Bewegung leichter und ich bin ziemlich motiviert. Ich habe ein besseres Körpergefühl, weil ich meine Muskeln spüre, und nehme mich körperlich viel besser wahr, wenn ich regelmäßig meine Kraft trainiere. Überfordern will ich meinen Körper aber trotzdem nicht und ich versuche auch nicht, ihn täglich mit anstrengenden Fitnessübungen in eine besondere Form bringen zu wollen. Natürlich würde ich gerne mehrere Liegestütze hintereinander schaffen oder sogar Klimmzüge. Doch ich möchte nicht die Fehler der Vergangenheit wiederholen. Früher bin ich losgeprescht und habe sofortige Ergebnisse erwartet. Wenn diese dann ausblieben, war ich frustriert. Warum dranbleiben, wenn ich keine Veränderungen sehe? So waren meine Gedanken. Ich war mehr auf mein Aussehen konzentriert als darauf, wie ich mich fühle. Doch das eigene Spiegelbild ist kein guter Ratgeber, vor allem wenn wir mit kritischem Blick alle Mängel, die wir angeblich haben, beanstanden. Eine Körperform sagt nicht aus, ob wir glücklich oder zufrieden sind und wie es mit unserer Gesundheit steht.

Mich mit meinem Körper auszusöhnen, ihn anzunehmen, wie er ist, und ihn letztendlich von ganzem Herzen zu lieben ist ein Prozess, der bei mir nicht von heute auf morgen passiert ist. Es hat viele lange Jahre gedauert und war oft mit Rückschlägen verbunden, bis ich mich mit meinem Körper und meinem Aussehen angefreundet hatte. Seit ich im April mit dem Selbstversuch des intermittierenden Fastens begonnen habe, ist die Liebe zu meinem Körper gewachsen und ich gehe noch behutsamer mit ihm um. Ich fühle mich wieder wohl. Ich esse das, was mir guttut und mir schmeckt. Meine Portionen sind kleiner geworden. Ich esse drei Mahlzeiten am Tag und halte meine Fastenzeit von 14 Stunden ein, so gut es eben geht. Obwohl ich mir Süßes erlaube, ist meine Gier danach abgeklungen. Ich esse bewusst und achtsam, der oftmalige Kampf gegen das Essen hat aufgehört. All das trägt zu meinem Wohlbefinden bei. Doch ich fühle mich nicht nur körperlich so wohl wie schon lange nicht, auch meine Einstellung zu mir und zum Leben hat sich auf eine andere Ebene verschoben. Endlich kann ich sagen, dass ich in mir ganz zu Hause bin. Ich bin meinem Körper so dankbar, dass er mir alle Ernährungsfehler der Vergangenheit verziehen hat. Dass er mir optimale Gesundheit schenkt, mir meine Grenzen aufzeigt und mich darauf hinweist, wenn ich in eine andere Richtung abbiegen möchte. Ich bin mir immer mehr der Einzigartigkeit, Besonderheit und Schönheit meines Körpers bewusst. Das meine ich jedoch nicht auf eine überhebliche oder anmaßende Weise. Denn mein Körper ist weder perfekt noch entspricht er dem gängigen Schönheitsideal. Doch falle ich nicht mehr länger auf eine Lüge unserer Gesellschaft herein, in dessen Netz auch ich mich lange Zeit verstrickt hatte. Eine Lüge, die uns vorschreibt, wie wir aussehen sollten, wie wir zu sein hätten und was wir alles dafür tun müssten. Ich habe aufgehört, meinen Körper zu beurteilen und zu verurteilen. Ich vergleiche ihn nicht mehr mit anderen. Es ist mir zu anstrengend und macht außerdem überhaupt keinen Sinn mehr. So, wie ich bin, bin ich genug, schön genug und perfekt genug. Die Entscheidung, was ich über meinen Körper glaube und wie ich mit ihm umgehe, liegt zu hundert Prozent bei mir. Ich entscheide mich für Gesundheit und Wohlbefinden. Und dazu, meine Einzigartigkeit in jedem Moment anzuerkennen.

Wir Frauen müssen uns endlich davon verabschieden, uns mit anderen zu vergleichen. Vor allem, was das Aussehen betrifft. Doch auch die Männer sind uns mit ihrer Sucht nach Gefallen auf den Fersen. Im digitalen Zeitalter, wo Schönheit durch Werbung und Social Media definiert wird, ist das natürlich gar nicht so einfach. Wir bekommen ständig gesagt oder gezeigt, was falsch an uns ist und was wir anders machen sollen, damit wir dazugehören. Aber warum machen wir mit bei diesem Spiel? Warum verbringen wir das halbe Leben vor dem Spiegel und im Fitnessstudio? Warum sind wir ständig auf der Suche nach der optimalen Ernährungsform oder der passenden Diät? Früher oder später werden wir mit jedem noch so guten Ernährungskonzept scheitern, wenn wir damit nur an der Oberfläche kratzen. Was nicht heißt, dass wir uns mit unseren überflüssigen Pfunden abfinden sollen, wenn wir damit unzufrieden sind. Es bedeutet auch nicht, uns nicht zu pflegen, uns nicht schön zu machen oder nicht modisch zu kleiden. Wir dürfen all das *auch* tun, um anderen zu gefallen. Doch vorher müssen wir es für uns tun. Vorher müssen wir uns selbst gefallen. Wir können nicht von anderen Menschen verlangen, uns schön zu finden, wenn wir uns tief drinnen klein und hässlich fühlen.

Die Wahrheit ist immer einfach. Die Wahrheit befreit. Und es gibt eine Lösung, wie wir aus dem Hamsterrad des Schönheits-, Schlankheits- und Fitnesswahns herauskommen. Die Lösung heißt *Selbst-Liebe*. Doch mit der Aussage »Dann musst du dich halt selbst lieben« können die wenigsten etwas anfangen. Was ist überhaupt Selbstliebe? Wir müssen es zuerst herausfinden. Einmal in uns hineinhorchen und erforschen, was uns guttut, und nicht die Außenwelt über unser Glück entscheiden lassen. Wir müssen beginnen, freundlicher zu uns zu sein. Uns Wertschätzung und Aufmerksamkeit entgegenbringen. Weich sein und nicht hart und uns Zeit geben für die Veränderung. Sanft mit uns umgehen. Mutig sein. Hilfe suchen, wenn wir sie brauchen. Uns nicht ständig in die Dramen der anderen hineinziehen lassen. Selbstliebe heißt, bei uns zu bleiben. Uns zu verzeihen. Wenn es nötig ist, tausend Mal am Tag. Dann werden wir bald erkennen, dass es nichts zu verzeihen gibt. Wir haben immer das getan, was möglich war. Jetzt wissen wir es besser, jetzt wissen wir mehr. Wir wissen, was wir tun müssen, um gut auf unseren Körper aufzupassen und um gesund zu sein. Mit einer großen Dosis Selbstliebe geht alles viel besser. Auch die richtige Ernährung.

ZUR ORIENTIERUNGSHILFE: DIE FÜNF W-FRAGEN ZUM ESSEN

Wenn es ums Essen geht, finde ich die folgenden fünf W-Fragen sehr hilfreich. Wenn wir uns diese stellen, bevor wir zu etwas Essbarem greifen, können wir damit Fehler vermeiden und fallen nicht in alte Muster zurück.

Wann essen wir? Die erste W-Frage hat mit unserem Biorhythmus und unserer Organuhr zu tun, von denen ich in den vorigen Kapiteln geschrieben habe. Früher hieß es: Wenn die Gesamtanzahl der Kalorien, die wir über den Tag verteilt zu uns nehmen, nicht über unseren Bedarf hinausgeht, bleibt unser Gewicht gleich, egal wann wir essen. Diese These ist längst überholt. Wer seinen eigenen inneren Rhythmus nicht beachtet, der arbeitet auch gegen seine Gesundheit. Es ist wichtig, wann wir essen und dass wir eine Essstruktur haben, die sich sowohl gut in unseren Alltag fügt als auch unsere zirkadischen Rhythmen miteinbezieht. Natürlich sind wir oft vom Idealfall weit entfernt. Beruf, Familie und das normale stressige Leben lassen uns meist keinen besonders großen Spielraum und wir müssen Kompromisse bei unserer Essstruktur schließen. Doch es geht nicht um Perfektion, sondern darum, das Beste aus den Möglichkeiten zu machen, die sich uns bieten. Aufgrund dieser Frage können wir dann entscheiden, welche Form des intermittierenden Fastens wir wählen und wie diese am besten in unseren Tag passt. Wenn wir es schaffen, drei Mahlzeiten zu essen und eine Fastenpause von mindestens 12 Stunden bis zum nächsten Morgen einzuhalten, tun wir schon sehr viel für unsere Gesundheit. Die Frage, wann wir unsere Zwischenmahlzeit einnehmen, stellt sich gar nicht. Denn wir streichen alle Snacks, auch wenn es am Anfang schwerfällt. Wenn wir unserem Körper die Möglichkeit geben, sich an die neue Struktur anzupassen, und ihn nicht unter Druck setzen, wird er sich bald daran gewöhnen. Ich habe meine Struktur gefunden und es hat durchaus etwas gedauert, bis ich mich für die 14:10-Methode entschieden habe. Doch sie passt am besten in meinen Alltag. Es gibt natürlich Tage, wo ich das Essfenster von 14 Stunden nicht einhalten kann. Das ist auch in Ordnung und ich stresse mich deswegen nicht. Meine neu gewonnene Gelassenheit dem Essen gegenüber ist wesentlich wichtiger als das genau eingehaltene Ess- und Fastenfenster. Meine Grenze sind 12 Stunden Fastenzeit, und diese kann ich immer einhalten.

Was essen wir? Diese Frage ist genauso wichtig wie die erste. Denn wenn wir unsere Essens- und Fastenzeiten akribisch einhalten, jedoch unseren Teller und unseren Magen mit dem falschen Essen füllen, bekommen wir nicht die Ergebnisse, die wir uns wünschen. Im Grunde genommen weiß jeder von uns, was gut ist und was nicht. Gut ist, was uns schmeckt und guttut. Frisch gekochte Nahrung von guter Qualität, die unsere Sinne anregt und unserem Magen schmeichelt. Mehr von der Pflanze, weniger vom Tier. Nicht mit raffiniertem Zucker übertreiben und auch nicht zu fettreich essen. Den Fertigprodukten der Lebensmittelindustrie mit Geschmacksverstärkern, künstlichen Aromen, Farbstoffen und anderen Zusätzen mit einer gesunden Skepsis begegnen. Ausgewogen essen und sich nicht verrückt machen. Mehr bräuchten wir eigentlich nicht zu wissen und zu beachten. Letztendlich ist es unsere Entscheidung, wie wir uns ernähren wollen. Ob wir vegetarisch oder vegan essen, ob wir auf Fleisch nicht verzichten wollen oder ob wir den Zucker aus unserer Ernährung streichen. Ob No-Carb, Low-Carb oder Slow-Carb, man kann bei jeder Ernährungsform Fehler machen. Nicht alles, was als gesund angepriesen wird, ist tatsächlich für uns gesund. Das Feedback liefert früher oder später sowieso unser Körper. Warum also nicht gleich mit ihm zusammenarbeiten, anstatt nur den neuesten Ernährungstrends nachzulaufen?

Wie viel essen wir? Haben wir einmal herausgefunden, wann die beste Zeit fürs Essen ist und welche Nahrung uns guttut, geht es um die richtige Menge. Denn jedes noch so gesunde Essen verliert seinen Wert, wenn wir uns damit vollstopfen. Wir haben uns in unserer Wohlstandsgesellschaft an viel zu große Portionen gewöhnt. Wir essen über unseren Hunger hinaus und wundern uns dann, weil wir zunehmen. Genau das war auch bei mir der Knackpunkt. Obwohl ich mich in den letzten Jahren meist ausgewogen und gesund ernährt habe, ist doch die Zahl auf der Waage nach oben geklettert. Zugegeben, einen Anteil dabei hatte auch mein nicht ganz ungetrübtes Verhältnis zu Süßem und meine aus der Reihe tanzenden Hormone. Doch hatte ich mir auch angewöhnt, bei den Mahlzeiten eine zweite Portion nachzunehmen, wenn es mir schmeckte. Oder ich war nicht achtsam und ignorierte meine Sattheit. Meine inneren Saboteure spielten ebenfalls Rollen, die sich durch mein Essverhalten ausdrückten. Damit wären wir schon bei der nächsten W-Frage.

Wie essen wir? Je bewusster wir in unserem Essverhalten sind, desto mehr achten wir auch auf das »Wie«. Wie wir essen, ist eine Entscheidung, die wir auf der bewussten oder auf der unbewussten Ebene treffen. Oft folgen wir einem Verhalten, das automatisch abläuft. Schnell und nebenbei essen, ein Brötchen verschlingen, wenn wir zu einem Termin hetzen. Wir sind mit den Gedanken woanders und merken gar nicht, wenn der Teller leer ist oder nur mehr die Reste der Pizzakruste in der Pappschachtel von unserem Abendessen übrig sind. Wir könnten uns genauso gut die Zeit nehmen, uns zum schön gedeckten Tisch zu setzen, das Essen langsam zu genießen und dabei mit unserem Körper in Kontakt zu bleiben. Wenn er uns das Signal gibt, dass er satt ist, hören wir auf zu essen, auch wenn noch Reste auf dem Teller liegen. Ist es einfach, ein neues Essverhalten zu erlernen und Bewusstheit und Achtsamkeit in sein tägliches Essen zu bringen? Nein, absolut nicht! Doch selbst wenn es anfangs schwierig ist, ist es die Mühe wert. Wir fühlen uns sofort besser und werden langfristig gesünder, wenn wir Achtsamkeit in unsere Mahlzeiten bringen. Und das sollte es uns auf jeden Fall wert sein.

Warum essen wir? Die letzte der fünf W-Fragen ist genauso wichtig, wenn nicht noch wichtiger als die ersten vier Fragen. Essen soll uns nähren, uns Energie und Genuss bringen. Wenn wir essen, weil wir hungrig sind, und aufhören, wenn wir satt sind, würden wir uns viele Probleme ersparen. Doch wir essen auch aus vielen anderen Gründen. Wenn wir dann hinterfragen, warum wir jetzt gegessen haben, obwohl wir gar nicht hungrig waren, dann gibt es – wenn wir tief genug graben – immer nur einen einzigen Grund: Wir regulieren mit Essen unsere Gefühlswelt. Nahrung wird zum Puffer, damit wir die harte Realität nicht so intensiv spüren. Manchmal geht im Leben einfach alles schief und Essen ist immer zur Stelle, um uns zu trösten. Oder wir wollen mit Essen feiern, um unseren Zustand des Glücks so lange wie möglich behalten zu können. Dass es nicht funktioniert, habe ich selbst herausfinden müssen und darüber in meinem Buch »Braucht die Seele Apfelstrudel?« geschrieben. Heute weiß ich: Wir sollen unsere Gefühle nicht abpuffern, weder mit Essen noch mit anderen Dingen. Wir müssen Essen und Gefühle voneinander trennen. Mit Essen stillen wir unseren körperlichen Hunger, doch wir können damit keine Probleme lösen.

DAS ESSTAGEBUCH

Seit ich mit meinem Fastenexperiment Anfang April begonnen habe, führe ich ein Esstagebuch. Ich schreibe darin jeden einzelnen Bissen auf, den ich in den Mund schiebe, und um welche Zeit ich das mache. Es gibt dafür auch die verschiedenen Onlinetools, die habe ich jedoch noch nie ausprobiert. Ich mag es viel lieber, in einem Heftchen herumzukritzeln, das ich mit mir herumtragen kann. Somit habe ich einen Überblick über meine Ess- und Fastenfenster. Auch notiere ich meinen Blutzuckerspiegel, den ich ab und zu messe. Und hin und wieder meinen Blutdruck. Jeden Sonntagabend mache ich eine Bestandsaufnahme und lese mir die Einträge der vergangenen Woche noch einmal durch. Dabei stelle ich mir folgende Fragen: Was hat gut funktioniert, was nicht so gut? Wo sind Schwachstellen – sowohl bei der Qualität als auch bei der Menge des Essens? Habe ich meine Fastenzeit eingehalten? Was kann ich nächste Woche besser machen?

Ein Esstagebuch zur Selbstbeobachtung zu führen ist immer gut. Ich selbst habe es in der Vergangenheit schon einige Male gemacht und ich empfehle es häufig meinen Klientinnen und Klienten. Natürlich erfordert es Zeit und eine gewisse Bereitschaft zur Selbstreflexion. Doch wenn jemand von vornherein ablehnt, die Nahrungsmittel niederzuschreiben, ist die Motivation zur Veränderung vielleicht doch nicht so stark.

Es gibt verschiedene Varianten, wie man ein Esstagebuch gestalten kann. Die gebräuchlichste ist die, die ich zurzeit selbst verwende. Wir schreiben den Zeitpunkt auf, wann wir essen, und die Menge von dem, was wir essen. Oft ist es sehr hilfreich, seinen Hunger und seine Sattheit mit einzubeziehen. Damit haben wir einen guten Überblick, was im Laufe des Tages alles in unserem Magen landet, egal ob wir hungrig waren oder nicht. Für viele Menschen ist dies ein guter Einstieg in ein bewussteres Essverhalten. Vor allem jemand, der glaubt, wenig zu essen und immer nur kleine Happen zwischendurch zu sich nimmt, wird sich wundern, wie viel letztendlich am Ende des Tages zusammengekommen ist. Da wird alles sichtbar: der dritte Caffè Latte, die Pizzaschnitte am Nachmittag und die Gummibärli aus der Schale, die bei unserer Bürokollegin am Schreibtisch steht. Außerdem das Glas Wein vor dem Schlafengehen und die Cracker, die wir dazu geknabbert haben. Haben wir einmal alles schwarz auf weiß in unserem Tagebuch stehen – oder lesen es in unserem Onlinetool nach –, können wir viel besser unsere Essmuster erkennen und diese dann verändern. Ein gewisses Maß an Kontrolle ist insofern hilfreich, weil es uns von impulsiven Entscheidungen abhält. Was gegessen wird, wird auch aufgeschrieben. Deshalb überlegen wir vielleicht vorher zweimal, bevor wir uns zum Naschen hinreißen lassen. Wichtig ist jedoch, dass wir unser Esstagebuch wertfrei führen und uns nicht dafür verurteilen oder sogar Schuldgefühle haben, wenn wir über die Stränge geschlagen haben. Wir sollten immer davon ausgehen, dass wir unser Bestes geben und Mitgefühl für uns entwickeln, wenn wir mit unserem Besten nicht gerade glänzen. Beim Bewerten eines Esstagebuchs ist deshalb Menschlichkeit nicht nur erlaubt, sondern gefragt. Denn nur wenn wir sehen, wo unsere Schwächen liegen, können wir diese verändern.

Wenn wir eine gewisse Routine beim Niederschreiben unseres Essens entwickelt haben, können wir unsere Tagebucheintragungen erweitern, um noch mehr über uns herauszufinden. Wir tun das, indem wir eine Spalte hinzufügen, wo wir unsere Gedanken, Gefühle und unser Verhalten in Bezug auf unser Essen festhalten. So könnte neben dem Eintrag »15:00 Uhr, ein Stück Kuchen« stehen: »Kuchen selbst gebacken, von Claudia aus der IT-Abteilung. Eine kleine Aufmunterung am Nachmittag. Ich bin demotiviert, keine Lust auf Fitness heute Abend. Im Moment ist für mich alles anstrengend.« Beim Durchlesen unserer Eintragungen könn-

Samstag, 10. August

7:30 h Apfelkompott mit Feigen,
1 Joghurt
Kaffee mit Sahne

↗ zu große Portion
12:00 h 1 großes Stück Zucchini=
Strudel mit Dip
1 Rippe Schokolade
1 Kaffee mit Sahne

17.00 h Mozarella mit Tomaten
1 Schälchen Mandeln
Schoko= ↗ 1 Rippe Schokolade
hunger

19:30 h 1 Banane
↗ 3 Scheiben Käse

nicht hungrig, trotzdem gegessen
Will noch mehr ...

te uns dann zum ersten Mal so richtig bewusstwerden, dass Kuchen nicht die Lösung ist. Weder motiviert er uns noch macht er das Leben weniger anstrengend. Danach könnten wir den wirklichen Grund suchen, warum es uns momentan nicht so gut geht.

In welcher Form wir unser Esstagebuch führen, bleibt jedem selbst überlassen. Auch soll es Freude machen und kein Zwang sein. Veränderungen langfristig durchzusetzen ist nicht einfach, doch wenn wir spielerisch an die Sache herangehen, kann es sogar richtig Spaß machen. Entscheidend ist die Einstellung, die wir dazu haben.

Ich mache mir schon seit fast sechs Monaten Notizen über mein Essen und ich merke, dass ich dadurch viel bewusster geworden bin. Natürlich sind nicht alle Verbesserungen meines Essverhaltens dem Führen des Esstagebuchs zuzuschreiben, denn ich habe – wie in den letzten Kapiteln zu lesen war – auch andere Schritte in die richtige Richtung gesetzt. Doch das Dokumentieren des Essens ist ein wesentlicher Bestandteil in meinem Streben nach einer gesunden Ernährung. Nun aber ist der richtige Zeitpunkt, um mit dem Aufschreiben und Notieren aufzuhören. Ich bin mir bewusst, was, wann und wie viel ich esse, ohne mich weiter kontrollieren zu müssen. Das Esstagebuch hat seine Funktion als Hilfsmittel erfüllt, mir mein Essen und Essverhalten bewusster zu machen. Also nehme ich mein rosafarbenes Notizbuch mit den Einträgen der letzten sechs Monate in die Hand und blättere es ein letztes Mal durch. Es hat gar nicht mehr so viele leere Seiten, maximal zwei Wochen wäre noch Platz für die täglichen Einträge. Indem ich auch hier die Kontrolle loslasse, hole ich mir ein weiteres Stück Freiheit vom Essen zurück. Trotzdem fühlt es sich irgendwie komisch an, das Buch auf die Seite zu legen. Ich weiß auch, warum. Es geht um die Verantwortung, die ich trage. Sowohl für mein Essen als auch für mein Leben. Auch wenn meine Handlungen nirgendwo mehr geschrieben stehen, sie haben doch eine Wirkung und somit einen Einfluss auf mich und meine Umwelt. Wenn ich das Richtige esse und mich gut um mich kümmere, bin ich zufriedener und ausgeglichener. Ich lebe, was ich lehre, und kann anderen Menschen damit helfen, besser und in einer gesünderen Weise mit sich umzugehen. Es fühlt sich ziemlich gut an, in meiner eigenen Kraft zu sein und Entscheidungen zu treffen, die gut für mich und meine Gesundheit sind.

SCHUMMELTAGE

Ohne die täglichen Eintragungen in mein Esstagebuch fällt ein wichtiges Hilfsmittel weg, das mich bis jetzt begleitet hat. Nun bin ich dazu aufgerufen, jederzeit bewusste Entscheidungen in Sachen Ernährung zu treffen. Da möchte sich das Schummeln beim Essen gleich einen Weg durch die Hintertüre bahnen. Wir alle kennen lustige Sprüche darüber. Wer schmunzelt nicht, wenn er folgenden Spruch hört: »Pralinen haben wenige Vitamine, deshalb muss man so viele davon essen.« Oder: »Wenn ich Süßigkeiten nur noch im Dunkeln esse, finden mich die Kalorien vielleicht nicht.« Mit diesen Sprüchen versuchen wir, unser Essverhalten mit Humor zu betrachten. Doch letztendlich sind diese Sprüche gar nicht so lustig, denn sie überdecken eines: Schuldgefühle, die wir haben, weil wir gegen unser besseres Wissen handeln. Wir wollen damit unser Scheitern rechtfertigen, uns und auch unserer Umwelt gegenüber. Wir verbünden uns damit mit anderen, die genau wie wir ihre Lust auf Süßigkeiten oder das Essen von viel zu großen Portionen nicht in den Griff kriegen.

Damit wir uns nicht schlecht fühlen müssen, haben wir Schummeltage erfunden. Damit geben wir uns die Erlaubnis, für einen Tag unsere Regeln nicht einzuhalten und das zu essen, worauf wir die ganze Woche verzichtet haben. Auch beim intermittierenden Fasten sind Schummeltage – auch »cheat days« genannt – erlaubt. Diese sehen je nach Methode unterschiedlich aus. Beim 10:2-Fasten spricht man von Joker-Tagen, die man hin und wieder verwenden kann. Zum Beispiel, wenn man an einem Nicht-Esstag zu einer Party oder einem Essen eingeladen ist und nicht mit großen Augen und einem Glas Wasser neben seinen Freunden sitzen möchte, die ordentlich schlemmen. Auch die 16:8-Methode wird oft so gehandhabt, dass man sich unter der Woche strikt an die Fastenzeit hält und am Wochenende eine Pause macht. Schummeltage sind beliebt und auch bei gängigen Diäten oder Ernährungsformen werden sie eingebaut – nach dem Motto: »Heute esse ich, was ich will, und morgen mache ich weiter mit meinem Diätplan.« Doch wie sinnvoll sind diese Schummeltage wirklich?

Schummeltage machen von einer Seite betrachtet durchaus Sinn. Wenn wir an einem Tag mehr Kalorien zu uns nehmen als im Rest der Woche, bekommt unser Stoffwechsel einen Kick. Unser Körper hat einiges zu tun, um das zusätzliche Essen zu verbrennen, und läuft auf Hochtouren. Somit kann er sich nicht an die wenigen Kalorien, die wir ansonsten zu uns nehmen, anpassen und wir landen nicht in der Jo-Jo-Falle. Außerdem halten wir eine bestimmte Ernährungsform oder Diät länger durch, wenn wir uns zwischendurch erlauben, über die Stränge zu schlagen. Dann dürfen wir alles essen, worauf wir Lust haben, und Curry-Wurst, Pizza, Kuchen und Eiscreme auf den Teller laden. Doch genau hier liegt das Problem. Denn meist entscheiden wir dann nicht mehr nach unserer Vernunft und hören auf unseren Körper, was er essen möchte, sondern wir aktivieren unser Belohnungszentrum im Gehirn, das nur auf das momentane Vergnügen einer Dopaminausschüttung aus ist. Das Krokodil auf dem Rücksitz fängt an zu schreien, wir gehen in die

Falle und ruinieren damit den Erfolg der vergangenen Tage. Schummeltage können sogar gesundheitliche Folgen haben. Wenn an diesem Tag sehr fettreich gegessen wird, können nicht nur Galle und Leber – die hauptsächlich für die Fettverdauung zuständig sind – darunter leiden. Der gesamte Körper wird durch zu viel Essen belastet. Auch könnte ein Schummeltag für einen »erlaubten Essanfall« missbraucht und dadurch eine Binge-Eating-Störung entwickelt werden. Natürlich wird nicht jeder, der einen Schummeltag einlegt, sich der Völlerei hingeben. Für manchen ist ein Stück Pizza mit anschließendem Vanillepudding als Dessert schummeln, andere schummeln mit einer ganzen Pizza und einer riesigen Portion Eiscreme. Ab wann wir schummeln und wann wir noch »normal« essen, hat letztendlich immer mit den Ernährungsregeln zu tun, die wir für uns aufgestellt haben. Haben wir strikte Regeln, werden wir diese früher oder später brechen.

Doch warum verbieten wir uns überhaupt ein bestimmtes Essen? Es lässt uns nur weiter in der Diätmentalität gefangen sein. Dann haben wir zwei Listen im Kopf, auf einer stehen alle erlaubten Lebensmittel wie Salat, mageres Fleisch und Quark, auf der anderen die verbotenen wie Burger oder Schokoladenkuchen. Mit diesen Listen müssen wir uns ständig für die Auswahl des Essens rechtfertigen, meistens bei uns selbst. Wir müssen schummeln, sind unzufrieden und fühlen uns schuldig. Wäre es deshalb nicht viel besser, uns alles zu erlauben? Denn egal, ob wir schummeln oder nicht, für die Konsequenzen unserer Essentscheidungen sind wir ohnedies verantwortlich.

VERANTWORTUNG ÜBERNEHMEN

Verantwortung war für mich jahrelang ein Wort, dass eine gewisse negative Anhaftung hatte. Es klang nach einem ernsten, schweren Erwachsenenleben. Ich hatte dabei immer das Gefühl, dass mich Verantwortung unfrei machte und mich einengte. Heute weiß ich es besser. Ich habe herausgefunden, dass ich nur dann wirklich frei bin, wenn ich für alles in meinem Leben die Verantwortung übernehme. Dazu gehören meine Gedanken, meine Einstellungen, meine Gefühle und meine Handlungen. Besonders wenn es ums Essen geht, wollen wir oft nicht sehen, dass wir durch unser Handeln – für jeden Bissen, den wir in den Mund stecken – die Konsequenzen tragen müssen. Wenn wir sagen: »Ich konnte zu diesem Stück Kuchen nicht Nein sagen«, machen wir uns etwas vor. Natürlich hätten wir Nein sagen können. Auch wenn die Schwiegermutter uns dazu gedrängt hat, den Kuchen zu kosten und wir aus Höflichkeit oder um sie nicht zu verletzen, abgelehnt haben. Niemand ist neben uns gestanden und hat uns gezwungen, den Kuchen zu essen. Deshalb müssen wir sehr vorsichtig sein mit Sätzen, die mit »Ich muss, ich darf nicht, ich kann nicht, ich sollte oder ich sollte nicht« beginnen. Damit sagen wir eigentlich, dass wir nicht für unsere Entscheidungen zuständig sind, sondern jemand anderer.

Wenn wir die Verantwortung für unsere Essensentscheidungen abgeben, können wir die Konsequenzen – wenn sie uns nicht gefallen – jemand anderem anlasten. Doch geben wir damit auch die Freiheit der Selbstbestimmung auf. Stellen wir uns einmal Folgendes vor: Wir engagieren jemanden, der für unsere Ernährung zuständig ist. Wir wollen die 16:8-Methode einhalten und bekommen pünktlich zum vorgegebenen Zeitpunkt genau das Essen, das gut für unsere Gesundheit ist. Die Portionen sind klein gehalten, die Kalorien abgezählt. Super, werden wir denken. Das habe ich ausgelagert, darum brauche ich mich nicht mehr zu kümmern. Wir fühlen uns gut, weil wir kein Junkfood mehr essen, und wir merken, wie nach einigen Tagen der Rockbund weiter wird. Endlich jemand, der uns beim Abnehmen hilft! Wir freuen uns und sind dieser Person dankbar dafür, dass sie uns täglich das richtige Essen zum festgesetzten Zeitpunkt serviert. Doch nachdem wir zum fünften Mal in zwei Wochen Brokkoli vorgesetzt bekommen haben und noch immer kein Dessert in Sicht ist, werden wir etwas unzufrieden. Die rebellische Seite in uns erwacht. Und unsere Gedanken richten sich gegen die Person, die für unser Essen zuständig ist. »Warum bekomme ich immer nur grünes Gemüse? Ich will nicht mehr ständig so gesund essen. Und warum muss ich komplett auf Schokolade verzichten? Wenigstens ein kleines bisschen Süßes könnte man mir erlauben. Und diese ständige Kontrolle der Portionen und Überwachung! Ich bin ja kein kleines Kind mehr!« So fangen wir an zu jammern. Denn wir sind frustriert, fühlen uns eingeschränkt, überwacht, unserer Freiheit beraubt. Was machen wir, um uns gegen diese Abhängigkeit zu wehren? Wir schleichen uns heimlich, wenn uns keiner sieht, in den nächsten Supermarkt und kaufen jede Leckerei, auf die wir in letzter Zeit verzichten mussten. Zu Hause essen wir alles auf. »Jetzt habe ich es aber dieser Person gezeigt! So kann sie mit mir nicht umgehen«, denken wir. Dass wir uns selbst sabotiert haben, kommt uns nicht in den Sinn.

Diese Geschichte klingt vielleicht etwas überzogen und wird in der Form, wie ich sie geschildert habe, nicht stattfinden. Doch sie soll aufzeigen, was passiert, wenn wir die Verantwortung für unsere Ernährung vollkommen abgeben. Im Grunde genommen passiert das bei jeder Diät, die wir machen und bei jedem Ernährungsplan, den wir von einer Expertin in die Hand gedrückt bekommen. Wir halten uns eine Zeit lang daran, aber dann beginnen wir, dagegen zu rebellieren. Die Folge? Unsere Gesundheit verbessert sich langfristig nicht und die Kilos, die wir am Beginn abgenommen haben, sind schnell wieder drauf. Dann sagen wir, dass das Fasten für uns einfach nicht funktioniert oder dass die Diät schlecht ist. Wir schieben es auf unsere schweren Knochen oder auf unseren langsamen Stoffwechsel. Irgendwo finden wir schon einen Schuldigen und wir sind aus dem Schneider. Wir bekommen sogar Mitgefühl von unserer Umwelt, denn es finden sich immer Menschen, denen es ähnlich ergangen ist. Doch auch sie haben nicht die volle Verantwortung übernommen. Somit spiegeln wir uns nur gegenseitig unsere blinden Flecken.

Sogar mir erging es am Beginn meines Fastenexperimentes ähnlich, wo ich die Verantwortung den Fastenkonzepten überlassen habe. Natürlich ist es einfacher, die Schuld auf ein Konzept zu schieben. Oder auf unsere Knochen, unsere Hormone oder andere Menschen. Doch wenn wir so denken, bleiben wir immer die Opfer und fühlen uns auch so. Wenn wir jedoch die Verantwortung zurücknehmen, haben wir die Freiheit der Wahl wieder. Dann sagen wir nicht: »Ich habe zwei Kilo zugenommen und weiß nicht warum«, und sind frustriert. Wir sagen: »Ich habe zwei Kilo zugenommen, weil mein Körper mehr Energie bekommen hat, als er braucht. Ich werde achtsam sein und besser auf meinen Körper hören. Ich bin verantwortlich für das, was ich esse und wie ich mit meinem Körper umgehe. Vielleicht ist er in der letzten Zeit etwas aus dem Gleichgewicht geraten. Ich werde mich gut um ihn kümmern, denn ich möchte gesund sein und mich auch so fühlen.« Das hört sich gleich anders an. Wenn wir das sagen, holen wir uns unsere Macht zurück. Dann sind wir diejenigen, die in unserem Leben das Sagen haben. Wer sollte es sonst sein?

RICHTIG GRENZEN SETZEN – KANN ICH NUR SELBST

Haben wir einmal die volle Verantwortung für unsere Ernährung übernommen, müssen wir uns bewusst sein, dass wir auch für unsere Grenzen verantwortlich sind. Dem Essen Grenzen zu setzen ist gar nicht so einfach. Wir müssen rechtzeitig aufhören zu essen – auch oder besonders, wenn es uns noch so gut schmeckt. Ansonsten übernimmt das Krokodil in unserem Kopf und will seine Gier befriedigen. So gut sich dieser Moment des Weiteressens anfühlt, wir tun uns damit nichts Gutes. In einer perfekten Welt können wir essen, was wir wollen und so viel wir wollen, es schadet unserer Gesundheit nicht. Doch unser Körper ist an seine Biologie gebunden und kann mit Überfluss nicht umgehen. Er kann nicht Unmengen von Essen verarbeiten und dabei langfristig gesund bleiben. Natürlich kennt jeder von uns Menschen im Umfeld, die »ständig« essen und trotzdem schlank bleiben. Wir schielen neidisch auf sie und bemitleiden uns selbst. Meist sehen wir aber nicht das gesamte Bild. Vielleicht betreiben diese Menschen viel Sport oder haben einen äußerst aktiven Stoffwechsel. Vielleicht essen sie gar nicht so viel, wie wir glauben. Es kann viele Gründe haben, warum andere Menschen Essen unterschiedlich verarbeiten.

Ich denke sofort an meinen 84-jährigen Vater, der sein Leben lang viel essen konnte, ohne je Gewichtsprobleme zu haben. Zum Frühstück isst er zwei Marmeladebrote und trinkt Kaffee, am Vormittag gibt es eine Jause und nach einer ausreichenden Portion Mittagessen verzehrt er Kuchen als Nachspeise. Auch am Nachmittag und nach dem Abendessen sieht man ihn öfters essen. Einen Apfel etwa, getrocknete Pflaumen oder Eiscreme mit Waffeln. Mein Vater isst viel und süß, doch nie zu viel. Sein Spruch ist: »Wenn es am besten schmeckt, soll man aufhören.« Daran hält er sich. Mein Vater setzt sich Grenzen beim Essen, auch wenn Außenstehende das nicht erkennen können. Außerdem ist er viel in der Natur unterwegs, verrichtet Arbeiten rund ums Haus und hackt Holz für die Heizung im Winter. Doch trotz der vielen Eiscreme, die er in diesem heißen Sommer genossen hat, sitzen seine Hosen immer lockerer.

Ein Vergleich mit meinem Vater wäre unsinnig, denn er kommt aus der Kriegsgeneration und hat dadurch einen anderen Zugang zum Essen. Früher waren die Menschen froh, wenn sie überhaupt etwas zu essen hatten. Heute leben wir im Überfluss und verwenden Essen für mehr als nur zur Energieaufnahme. Essen ist überall und hat einen ungesunden Stellenwert in unser aller Leben eingenommen. Im Gegensatz zu meinem Vater, der sich nie um Schlanksein und gesunde Ernährung kümmerte, muss ich sehr wohl meine Grenzen bezüglich des Essens wahren. Oder mir – wie jetzt – neue und verbesserte Grenzen setzen.

Es ist nicht immer leicht für mich, die Portionen klein zu halten, mir nicht nachzunehmen, wenn es gut schmeckt. Es fällt mir trotz allem manchmal schwer, das Fastenfenster von 14 Stunden einzuhalten und später am Abend nichts mehr zu essen. Doch das sind die Grenzen, die ich mir gesetzt habe. Natürlich gehört dazu Disziplin, doch es ist mehr als das. Wenn ich mein Abendessen gegen 17:30 Uhr beende sage ich mir bewusst: »Jetzt ist Pause mit dem Essen, bis morgen um 7:30 Uhr wird gefastet, dann gibt es Frühstück.« Daran halte ich mich. Manchmal zähneknirschend, und oft taucht ein rebellischer Gedanke auf und will mir einreden, doch noch etwas zu essen. »Du hast es dir verdient« höre ich eine sanfte Stimme flüstern. »Eine Rippe Schokolade schadet dir nicht!« Doch das sind Stimmen aus der Vergangenheit. »Ich höre euch, danke für den Hinweis«, sage ich dann. »Meine lieben Saboteure, darf ich euch daran erinnern, dass ihr jetzt meine Verbündeten seid?« Dann ist es sofort still in meinem Kopf. Auch die Essenspolizei hat keine Chance mehr, denn ich bin wachsam. Ich möchte die Vergangenheit nicht wiederholen, das habe ich lange genug getan. Indem ich mir Grenzen beim Essen setze, schaffe ich mir eine gesunde Struktur. Für mich ist das keine Einschränkung meiner Freiheit, im Gegenteil, ich hole mir damit die Freiheit zurück, die ich früher dem Essen gegeben hatte. *Nicht Essen bestimmt mich, sondern ich bestimme das Essen.* Mir Grenzen zu setzen und diese einzuhalten ist dann gar nicht so schwierig, und ich habe klare und einfache Regeln: drei Mahlzeiten pro Tag, keine Snacks, nach dem Abendessen nichts mehr essen und 14 Stunden Fastenzeit einhalten. Doch niemand zwingt mich, diese Regeln einzuhalten, ich habe mich freiwillig dazu entschieden. Sie tun meinem Körper gut und ich fühle mich wohl. Trotzdem sind meine Regeln nicht in Stein gemeißelt und ich erlaube mir, sie jederzeit zu verändern, wenn ich möchte. Dann werden die Regeln in intuitive Essentscheidungen umgewandelt, von denen ich später noch schreiben werde.

Ich bin jedoch nicht nur verantwortlich für die Grenzen, die ich mir selbst in Bezug auf mein Essen setze, sondern auch für jene, die ich anderen gegenüber aufzeige. Es ist nicht leicht für mich, es gelingt mir aber immer besser. »Nein, danke, ich möchte kein Eis« oder »Nein, danke, ich habe schon zu Abend gegessen«, habe ich diesen Sommer öfters als einmal gesagt. Mein Umfeld drängt mich nicht zum Essen oder hinterfragt nicht, warum ich gerade jetzt nichts esse. Ich will mich auch gar nicht erklären. Wenn jemand hartnäckig nachfragt, sage ich: »Ich schreibe ein Buch über das Fasten. Aber ich bin gerade mitten im Schreibprozess und möchte nicht darüber reden, das bringt mich zu sehr aus dem Konzept.« Und das stimmt auch. Ansonsten ist – wie erwähnt – ein klares und bestimmtes »Nein, danke« die beste Waffe gegen gut gemeinte, aber lästige Aufforderungen zum Essen. Erst wenn ich meine Fastenerfahrung abgeschlossen habe und alles gelernt und erkannt habe, was für mich wichtig ist, kann ich meine Grenzen anderen gegenüber wieder auflockern. Doch momentan habe ich mich sehr zurückgezogen und es ist gut so, wie es ist.

DIE PSYCHE IN ROSAROT – WENN FASTEN GUTE LAUNE MACHT

Fasten macht gute Laune. Aber nicht nur, weil wir dabei eine für uns passende Essstruktur einhalten, regelmäßig essen und den Schokoriegel zwischendurch oder die Chips am Abend weglassen. Denn eigentlich haben wir damit das gestrichen, was uns sofortiges Vergnügen bringt. Denken wir zurück an den ersten Abschnitt des Buches, wo beschrieben ist, was im Belohnungszentrum unseres Gehirns passiert. Wir wollen das gute Gefühl, das durch die Ausschüttung von Dopamin entsteht, behalten. Wir wollen es verlängern, deshalb essen wir über unsere Sattheit hinaus. Deshalb essen wir, obwohl wir gar nicht hungrig sind. Das Belohnungszentrum schickt uns Gedanken und verführt uns damit zum Essen: »Der Donut schaut doch so lecker aus! Noch ein zweites Stück Pizza, das habe ich mir verdient! Ich war heute so fleißig, also darf ich mir noch ein zweites Glas Wein gönnen!« Wir wissen zwar, dass es Ausreden sind. Doch unser Gehirn ist vergnügungssüchtig, es will den sofortigen Genuss.

Wir alle wollen uns gut fühlen und es ist auch nichts falsch dabei. Denn gerade das Streben nach dem Wohlgefühl lässt uns in die Bewegung kommen, lässt uns kreativ sein, Neues entdecken und wichtige Erfahrungen machen. Doch wir müssen zwischen dem kurzfristigen, »falschen« Vergnügen und dem nachhaltigen Vergnügen unterscheiden.

Das kurzfristige Vergnügen kommt immer aus einer äußeren Quelle. Durch zu viel Essen, aber auch durch Alkohol, Drogen, Shoppingorgien, schnellen Sex und jede Form von exzessivem Verhalten können wir uns in einen kurzfristigen Zustand der Wonne versetzen. So verlockend es für den Moment erscheint, die Konsequenzen, die wir danach erfahren, sind alles andere als positiv. Denken wir nur an das Völlegefühl im Magen, wenn wir zu viel gegessen haben, oder an den Kater, der sich unweigerlich nach einer durchzechten Nacht einstellt. Ganz zu schweigen von den Abhängigkeiten und Süchten, die sich durch unser exzessives Verhalten bilden können. Dazu kommt noch die verlorene Zeit. Kostbare Zeit, die wir besser hätten nutzen können als damit, unsere Gesundheit zu ruinieren. Für ein kurzfristiges Hochgefühl zahlen wir einen ebenso hohen Preis.

Wenn wir beginnen, zu hundert Prozent Verantwortung für uns zu übernehmen, erkennen wir, dass uns das Streben nach falschem Vergnügen in einer Endlosschleife hält. Wir sind Gefangene unseres Vergnügens. Obwohl unsere Biologie auf Überleben ausgerichtet ist, streben wir als Menschen doch nach Höherem. Wir wollen wachsen und uns weiterentwickeln. Wir wollen nicht von den Impulsen des Reptiliengehirns gesteuert werden, sondern ein selbstbestimmtes Leben führen. Wenn wir die Verantwortung für uns übernehmen, handeln wir aus dem präfrontalen Cortex – dem vernünftigen Teil des Gehirns – heraus. Wir erkennen unsere Kraft und die Möglichkeiten, die wir in dieser Welt haben. Schon allein die Entscheidung, das kurzfristige und falsche Vergnügen aufzugeben, führt dazu, dass wir uns besser fühlen.

Zuerst fallen negativen Konsequenzen, die uns begleitet haben, weg. Wir müssen jedoch nicht auf Vergnügen verzichten. Wir können jetzt wählen, Dinge zu tun, die uns langfristig Wohlbefinden bringen. Ein Vergnügen, das sich zwar leiser und sanfter anspürt, aber es bleibt nachhaltig bei uns. Jeder hat seine eigenen Wohlfühl-Bringer. Sei es ein langer

Spaziergang in der Natur, eine Massage oder ein gutes Buch zu lesen. Es kann ein Kinobesuch, das Treffen mit Freunden oder ein Ausflug mit der Familie sein. Wir können den nächsten Urlaub planen, einen Yoga-Kurs besuchen oder unseren Job überdenken, weil er uns immer mehr nach unten zieht. Auch bei dieser Art des Vergnügens wird Dopamin im Gehirn produziert, aber eben nicht in dem Übermaß, mit dem der Körper nicht umgehen kann.

Vor Kurzem habe ich in diesem Zusammenhang den Begriff »Netto-Vergnügen« gelesen. Dieser Begriff bezeichnet den letztendlichen Wert, den uns das Streben, die Umsetzung und die Ergebnisse einer vergnüglichen Erfahrung bringen. Wie kann man diesen Netto-Wert errechnen? Man nimmt einfach die Tat, die uns Vergnügen bereitet (die ja für sich gestellt immer positiv ist), und zieht davon das Leiden und die negativen Konsequenzen ab, die wir langfristig dadurch erfahren. Damit verändert sich viel. Der viel zu große Eisbecher ist gar nicht mehr so attraktiv, wenn wir davon die Wirkung des Zuckers auf unser System abziehen müssen. Der Waldspaziergang hingegen gewinnt. Wir leiden höchstens einige Minuten, weil wir lieber auf der Couch bleiben würden, als in den trüben Tag hinauszugehen. Doch wenn wir zurückkommen, hat das Wohlbefinden zugenommen. Wir sind aufgetankt mit Sauerstoff und glücklich durch die Bewegung, die wir gemacht haben.

Das falsche Vergnügen aufzugeben ist jedoch nicht nur für unsere Gesundheit eine Wohltat, sondern wir gewinnen dabei auch mehr Selbstbewusstsein. Wir lernen uns besser kennen, wissen, was uns guttut, und sorgen viel besser für uns. Dadurch steigert sich unser Selbstbewusstsein noch mehr und wir erfahren echtes, lang anhaltendes Vergnügen. Letztendlich ist es das, was unser Glück ausmacht. Denn dieses echte Wohlgefühl kommt von innen. Es ist ein ständiger Strom von Wohlbefinden, der in uns fließt und durch uns fließt. Das heißt jedoch nicht, dass wir ohne das falsche Vergnügen keine negativen Emotionen mehr haben werden. Im Gegenteil, sie werden zu Beginn vielleicht stärker wahrnehmbar sein, weil wir uns nicht mehr durch sie ablenken lassen. Doch wir wissen, wie wir mit unseren Gefühlen umgehen können, und sind ihnen nicht mehr ausgeliefert. Wenn wir uns also das Netto-Vergnügen des intermittierenden Fastens und – übertrieben ausgedrückt – des Rund-um-die-Uhr-Essens miteinander vergleichen, dann hat das intermittierende Fasten einen hohen vergnüglichen Wert. Es bringt uns neben allen gesundheitlichen Vorteilen langfristiges Wohlbefinden. Durch intermittierendes Fasten essen wir bewusster. Wir streben nach Dingen, die uns langfristig gute Laune bringen. Richtig essen und dann eine Essenspause einlegen bringt Wohlbefinden. Es lässt sich nicht mit dem Dopaminschub vergleichen, den wir bekommen, wenn wir eine riesige Portion Pasta verspeisen. Es ist ein stilles, ruhiges Sich-gut-Fühlen, so als hätten wir eine Brille auf, die leicht rosa gefärbt ist. Wir sehen damit unsere Welt weder verzerrt noch sind wir blind für unsere Bedürfnisse und für die unserer Mitmenschen. Wir sind entspannter, zufriedener und fröhlicher.

Ich habe das Essen wieder auf den richtigen Platz gerückt und ich erkenne in der Zwischenzeit sofort, wenn mein Gehirn mich austricksen will, wenn es nach dem falschen Vergnügen jagen möchte, gierig nach dem nächsten Dopaminschub. Dann entscheide ich mich dagegen. Immer wieder und immer wieder. Ist es einfach? Ja – es ist nur eine Entscheidung, die ich treffe. Ist es leicht? Absolut nicht. Dann schreit das Krokodil auf dem Rücksitz im Auto und macht Terror. Das Geschrei ist wieder eine weitere Möglichkeit, mich für mehr Gesundheit zu entscheiden. Und so geht es jedes Mal besser. Ich will nicht mehr Achterbahn fahren, sondern ich möchte ein hohes Netto-Vergnügen haben. Meine leicht rosa eingefärbte Brille steht mir gut und ich merke, dass mein Wohlgefühl in mir jederzeit abrufbar ist.

ALTES WISSEN IM NEUEN KLEID

Schon seit meinem Studium der Ernährungswissenschaften beschäftige mich mit Ayurveda, einer Heilslehre, die vor mehr als 3.000 Jahren in Indien entstanden ist. Der Begriff Ayurveda stammt aus dem Sanskrit, heißt so viel wie »Wissenschaft vom Leben« und wird auch als Mutter der Medizin bezeichnet. Folgt man den Prinzipien der Ayurveda, schafft man ein Gleichgewicht im Körper und sorgt somit für Ausgeglichenheit und Gesundheit. Ayurveda betrachtet den Menschen als Ganzes und zerlegt nicht wie die westliche Medizin den Körper in einzelne Organe und Bestandteile. Auch die ayurvedischen Prinzipien der Ernährung gehen auf die Natur des Menschen ein. Mit dem Modell der drei Doshas – Vata, Pitta und Kapha – wird die individuelle körperliche und geistige Konstitution des Menschen beschrieben. Gerät das ursprüngliche Mischungsverhältnis aus dem Gleichgewicht, kann Krankheit die Folge sein. Die Ernährung nach Ayurveda entspricht mir sehr, die Küche ist bekömmlich, wohlschmeckend und leicht verdaulich. Nach den Prinzipien dieser Heilslehre ist mein dominantes Dosha Kapha. Das bedeutet, dass ich einen eher langsamen Stoffwechsel habe und mein Körper dazu neigt, Flüssigkeit und Fett zu speichern. Wenn ein Kapha-Typ zu viel Zucker, Milchprodukte, Mehl und Fast Food zu sich nimmt, wird er träge und verliert seine Lebensfreude, was ich aus eigener Erfahrung nur bestätigen kann.

In letzten zwei Jahren ist die ayurvedische Ernährung bei mir etwas in den Hintergrund getreten. Umso erfreuter – und vor allem auch erstaunt – war ich, als mit der Beschäftigung der inneren Uhr diese altindische Heilslehre wieder in meiner Wahrnehmung auftauchte. Denn die ayurvedische Medizin praktiziert schon sehr lange, was die Chronobiologie erst jetzt herausgefunden hat. Unser Körper ist einem Zyklus unterworfen und funktioniert nur dann gut, wenn wir unsere Ernährung, aber ebenso unsere Ruhephasen und unsere körperlichen Aktivitäten auf unsere innere Uhr abstimmen.

Auch im Ayurveda ist der richtige Essenszeitpunkt sehr wichtig, damit sich unser Körper wieder mit seinem zirkadianen Rhythmus synchronisiert. Unregelmäßig zu essen ist nach dieser Heilslehre für unseren Verdauungstrakt eine Katastrophe. Denn unser Körper schüttet bereits dann Verdauungsenzyme und -hormone aus, wenn er damit rechnet, dass wir etwas essen werden. Wenn wir also unseren Körper darauf trainieren, kann er zum richtigen Zeitpunkt Hunger bekommen. Der richtige Zeitpunkt ist der, an dem die Nahrung gut verstoffwechselt werden kann. Das Frühstück sollte zwischen sechs und zehn Uhr morgens eingenommen werden, jedoch nicht zu umfangreich sein. Denn aus ayurvedischer Sicht befinden sich unser Nervensystem und unsere Verdauung noch in der Aufwärmphase. Ein Smoothie aus viel Obst und grünem Gemüse oder ein kleines Müsli sind ausreichend. Die Hauptmahlzeit sollte zu Mittag sein, denn dann läuft unsere Verdauung auf Hochtouren. Das Abendessen dagegen sollte klein gehalten werden. Gedünstetes Gemüse, leicht verdauliche Eintöpfe oder Suppen sind ideal. Auf schwere Speisen wie Fleischgerichte, Wurst, Käse und andere Milchprodukte sollte verzichtet werden. Auch sollte die letzte Mahlzeit des Tages nicht zu spät sein und zur gleichen Zeit stattfinden. Der Körper benötigt keine Extra-Energie für die Nacht, er braucht einen leeren Magen, damit er seinen diversen Prozessen nachgehen kann. Aus Sicht der Ayurveda braucht unser Körper eine zwölfstündige Fastenzeit, um genug Zeit zur Verfügung zu haben, damit bis zum nächsten Morgen auch alle Reparaturmechanismen abgeschlossen werden können. Das richtige Abendessen ist deshalb der Schlüssel für einen energiereichen Morgen und bestimmt, wie wohl wir uns am nächsten Tag fühlen. Für mich sind diese Prinzipien mehr als logisch und decken sich mit dem Wissen der Chronobiologie.

Die traditionelle chinesische Medizin wurde ebenfalls von den Ideen des Ayurveda geprägt. Ich denke zurück an meine ersten Fastenversuche im April, als ziemliche Zweifel in mir auftauchten. Denn wie ich im ersten Teil des Buches schrieb, wird in der TCM Fasten nicht empfohlen, weil es das Chi – unsere Lebensenergie – schwächen soll. Doch in der Zwischenzeit habe ich ein wesentlich umfangreicheres und ganzheitlicheres Bild vom Fasten. Obwohl Fasten nicht empfohlen wird, erkennt die TCM sehr wohl, dass der Zeitpunkt des Essens einen Einfluss auf unser Wohlbefinden hat. Jedes Organ wird einer Zeitspanne zugeordnet. So ist der Morgen von sieben bis neun Uhr die Zeit des Magens und in dieser Zeit sollte – genauso wie es auch die Ayurveda empfiehlt – das Frühstück eingenommen werden. Die Organuhr der TCM zeigt also auch, dass unsere zirkadianen Rhythmen einen großen Einfluss auf unsere Gesundheit haben.

Das Wissen unserer Vorfahren darf nicht unterschätzt werden und in vielen Traditionen, Kulturen, Philosophien und Religionen finden wir wertvolle Erkenntnisse, die oft jetzt erst von der Wissenschaft entdeckt und erforscht werden. Fasten zieht sich in vielen Formen, Schattierungen und Herangehensweisen durch unsere Zeit. Ein Aspekt jedoch ist in jeder Fastenform zu finden: das Streben nach einem besseren Verständnis für den Körper und die Nahrungsmittel, die wir ihm zuführen, sowie das Bewusstsein, dass alles im Kosmos zusammenhängt. Wir brauchen nur unseren Geist dafür zu öffnen, dann werden wir erkennen, wie viel mehr hinter den scheinbar banalen Dingen des Lebens steckt.

INTUITIV ESSEN – INTUITIV FASTEN: EIGENTLICH EINFACH, ODER?

Der Herbst zeigt sich von seiner schönsten Seite. Die Blätter der Bäume färben sich bunt und die Sonne verbreitet ein spezielles, goldenes Licht. Ich versuche, so viel Zeit wie möglich draußen zu verbringen und die warmen Sonnenstrahlen auf meiner Haut zu spüren, bevor der Winter mit seiner Dunkelheit und Kälte seinen Platz beansprucht. Als mich an einem Sonntag meine Freundin Sarah besucht, schlage ich ihr einen Spaziergang im nahe gelegenen Wäldchen vor. Während wir uns auf den Weg machen und bald die köstliche Waldluft einatmen, plaudern wir frisch drauflos. Sarah hört interessiert zu, als ich ihr von den Vorteilen des intermittierenden Fastens erzähle und wie ich Fastenfenster in meinen Alltag einbaue. »So könnte ich mich nicht ernähren«, erklärt sie mit Nachdruck. »Ich möchte keine Regeln beim Essen. Ich esse, wenn ich hungrig bin und worauf ich Lust habe. Und wenn ich vor dem Schlafengehen noch einen kleinen Snack möchte, überlege ich nicht lange und esse einfach.« Dann fügt sie noch hinzu: »Ich glaube, das nennt man ›intuitives Essen‹ in der Fachsprache. Ist das nicht auch dein Ansatz in deinen Beratungen? Dass wir auf unsern Körper hören sollen und auf unseren Hunger? So wie ich das verstehe, ist das intermittierende Fasten nichts anderes als eine Form von Diät mit Regeln, wann man essen und nicht essen darf.« Sarah ist eindeutig etwas verwirrt.

Ich gebe Sarah vollkommen recht. Der Ansatz in meinen Ernährungscoachings ist das intuitive Essen und ich bin gegen Diäten, die ich nur als vorübergehende Strategie sehe, um das Gewicht zu reduzieren. Die Ursache des Übergewichts wird dabei nicht behoben und das Essverhalten wird bei Diäten nicht langfristig verändert. Wenn Diäten wirksam wären, würde jeder, der abnehmen möchte, eine Diät einhalten, damit abnehmen und das Problem wäre gelöst. Doch da wir Menschen komplexe Wesen sind und dazu tendieren, alles noch mehr zu verkomplizieren, hinkt diese Vorgehensweise etwas. Außerdem leben wir in einer Welt, die uns suggeriert, dass Dünnsein der wahre Weg zum Glück ist. Um langfristig abzunehmen und unsere Gesundheit zu erhalten, müssen wir zuerst einmal unsere Denkweise überprüfen. Dann können wir darangehen, unseren Lebensstil so zu ändern, dass wir uns langfristig wohl in unserer Haut und in unserem Leben fühlen. Doch Sarah braucht weder ihre Ernährung noch ihre Essgewohnheiten zu verändern. Sie gehört zu den wenigen Menschen, die nie ihre Verbindung zu ihrem Körper verloren haben. Sarah ist schlank, hatte schon immer ein gutes Körpergefühl und ein gesundes Selbstbewusstsein. Diäten sind für sie ein Fremdwort und fixe Ess- und Fastenzeiten machen für sie keinen Sinn. »Wenn ich schon das Wort Fasten höre, werde ich hungrig«, schmunzelt sie.

Doch so einfach wie bei Sarah ist es bei den meisten von uns nicht. Wer schon einmal mit den unterschiedlichsten Diäten und Ernährungskonzepten versucht hat abzunehmen, ist unweigerlich in einer Diätmentalität gefangen. Davon müssen wir uns zuerst befreien. Intuitives Essen ist eine Ernährung ohne Verbote und Regeln. Man isst, wenn man hungrig ist, und hört auf, wenn man satt ist. Was so einfach klingt, ist jedoch gar nicht so leicht. Denn oft haben wir Essgewohnheiten entwickelt, die schwer zu verändern sind. Wenn unser Körper aus dem Gleichgewicht gekommen ist, wie sollen wir da noch die Körperweisheit hören, die tief in uns vergraben ist? Was sich als Intuition ausgibt, könnte auch ein innerer Saboteur sein oder die Essenspolizei. Ich habe es selbst bei mir erlebt, dass es manchmal zum Essen eine Struktur und Regeln braucht, um den Körper wieder in die Balance zu bringen und die Intuition erneut in uns zu erwecken. Wenn wir intuitiv essen, hören wir auf unseren Körper, wenn wir eine Diät halten, richten wir uns nach einer Vorgabe und einen Plan von außen.

Trotzdem hat jeder seine persönlichen Regeln, was das Essen betrifft. So auch Sarah. Frühstück ist für sie ein Muss. Sie ist Grundschullehrerin, und bevor sie morgens in die Klasse zu ihren Kindern geht, isst sie eine Schüssel Müsli mit Haferflocken, Milch, frischem Obst und Nüssen. »Das gibt mir die Energie, die ich für meine Kinder brauche, und hält mich den ganzen Vormittag satt«, so ihre Erklärung. Zu Mittag isst sie, worauf sie gerade Lust hat. Das kann ein belegtes Brot sein, ein riesiger Salat mit Schafskäse, eine Suppe oder Nudeln mit Gemüse vom Inder um die Ecke. Abends gibt es frisch Gekochtes oder auch mal eine Pizza aus der Tiefkühltruhe. Sarah genießt ihr Essen und macht sich keine weiteren Gedanken darüber. Somit hat Sarah sich ihre eigene Struktur geschaffen, die für sie am besten passt. Deshalb schließen intuitives Essen und intermittierendes Fasten einander nicht aus, sondern sie gehören zusammen wie die zwei Seiten einer Medaille. Die begrenzte Essenszeit beim intermittierenden Fasten ist letztendlich nur eine Möglichkeit, die wir uns schaffen, damit wir mit dem Essen wieder bewusst und achtsam umgehen und nicht in ungesunde Verhaltensweisen fallen, die uns schaden.

Wenn wir gelernt haben, intuitiv zu essen, werden wir auch intuitiv fasten. Wir lassen das Abendessen aus, wenn wir nicht hungrig sind, oder wir vergessen das Mittagessen und verschieben das Abendessen auf einen früheren Zeitpunkt, weil der Hunger schon groß ist. So können wir mit der Zeit lernen, flexibler beim Essen zu sein. Sarah macht das automatisch, ich muss gestehen, dass ich dazu noch etwas Übung brauche. In der Zwischenzeit sind mir meine festen Essenszeiten enorm hilfreich. Meine intuitiven Entscheidungen beim Essen zeigen sich eher in der Wahl der Lebensmittel und in der Menge, die ich esse. Was und wie viel ich esse, tut mir gut und genau das zeigt mir, dass ich alles richtig mache.

»Aber so ganz rosig ist deshalb mein Leben auch nicht«, seufzt Sarah und verdreht dabei die Augen. »Ich habe zwar keine Probleme mit dem Essen und meinem Gewicht, dafür habe ich ständig Pech bei den Männern. Vielleicht würde mir ein Männer-Fasten einmal guttun!«, meint sie halb belustigt, halb frustriert. »Dabei kann ich dir auch nicht helfen«, antworte ich mit einem Schmunzeln. »Bei Männern setzt meine Intuition jedes Mal aus.« Das bringt uns beide zum Lachen. Und fröhlich setzen wir unseren Herbstspaziergang fort.

FRIEDEN FINDEN MIT DEM ESSEN

Oprah Winfrey ist eine der reichsten Selfmade-Frauen der Welt. Sie hat ihre Talkshow, die sie 25 Jahre lang moderierte, in ein Medien- und Businessimperium verwandelt. Ihr Vermögen wird auf satte 22,2 Milliarden Euro geschätzt. So erfolgreich sie im Geschäftsleben ist, ihre Herausforderungen liegen bei ihr auf der gesundheitlichen Ebene. Ihr jahrelanger Kampf mit dem Gewicht und ihre zahlreichen Diätversuche werden in der Öffentlichkeit schonungslos diskutiert. Ich erinnere mich an ein Interview, das die Journalistin Barbara Walters mit ihr führte. Auf die Frage, was sie sich noch wünschen würde, antwortete Oprah: »Frieden mit dem Essen schließen!«

Diesen Wunsch teilt Oprah mit einer beachtlichen Zahl von Frauen und zunehmend mehr Männern weltweit. Mit Menschen, bei denen es aufgrund ihres Übergewichtes offensichtlich ist, aber auch mit einer hohen Dunkelziffer von solchen, die im Geheimen leiden und Tag für Tag gegen das Essen und gegen ihre Pfunde ankämpfen. Wie wir am Beispiel von Oprah sehen, sind Erfolg und finanzieller Reichtum kein Garant für ein gesundes Essverhalten.

In unserer Gesellschaft wird dem Essen ein viel zu hoher und dadurch ungesunder Stellenwert eingeräumt. Essen bestimmt unseren Tag. Auf der einen Seite liefert das Fernsehen eine wahre Serie an Kochshows, Backshows und anderen Unterhaltungsshows, die mit Essen zu tun haben. Sterne werden an Köche und Preise an Feinschmecker vergeben. Es wird geschlemmt und genossen und immer exotischere Zutaten müssen herhalten, um die Gaumen der Gourmets zu befriedigen. Dadurch entsteht andererseits ein Gegenpol, in dem Essen verwendet wird, um die Verfehlungen des Übergenusses wieder auszugleichen. Essen wird nun gleichgesetzt mit Exzellenz und Reinheit. Die Diät- und Fitnessindustrie zieht die Menschen auf ihre Seite, die sich vom Übergewicht, den bösen Fetten und den süßen Verlockungen lösen wollen. Gesundes Essen wird zum Zwang. Wir lieben Essen und wir kämpfen dagegen an.

Doch es gibt noch einen Grund, warum Essen – über die Nahrungsaufnahme und den Genuss hinaus – so unnatürlich wichtig geworden ist: Essen dient als Puffer. Als Puffer für unliebsame und unangenehme Emotionen, die wir nicht fühlen wollen. Essen wird als Bewältigungsstrategie verwendet, um besser mit dem Leben zurechtzukommen. Es wird zum Klebstoff, der unser Leben zusammenhält. Wer seine Tage mit Gedanken an Nährstoffe, Kalorien, Rezepte und Strategien zum Abnehmen anfüllt, der braucht sich nicht die wichtigen Fragen zu stellen, die tief in jedem von uns schlummern.

Nämlich: Sind wir glücklich in unserem Leben? Was wünschen wir uns wirklich und wovon träumen wir? Wir verlegen die Beschäftigung mit all diesen Fragen auf einen Zeitpunkt, der nie kommt, und machen uns stattdessen zum Sklaven unseres Essverhaltens, unserer Diät oder unseres Lifestyles. Die richtige Ernährung diktiert unser Leben, und bevor wir nicht die passende Kleidergröße haben, verschieben wir das Leben auf später. Wollen wir wirklich mit unserem täglichen Kampf das Essen unser Leben bestimmen lassen oder sind wir bereit, die Fesseln abzunehmen, um frei zu sein? Können wir erst das Essen auf seinen richtigen Platz stellen und Frieden mit ihm schließen, wenn wir auch die letzten zehn Pfund abgenommen haben?

In einer Coverstory von Oprah, die 2017 im Magazin »People« erschienen ist, erklärt sie, dass sie dank der Teilnahme an einem Weight-Watchers-Programm endlich Frieden mit dem Essen geschlossen hat. Sie erzählt sogar ihre Geschichte in einem Kochbuch und teilt ihre Lieblingsrezepte mit der Öffentlichkeit. Böse Zungen behaupten, dass es ihr dabei nur um Geschäftemacherei geht. Denn Oprah Winfrey hat auch Anteile am Unternehmen und ist somit am Erfolg von Weight Watchers interessiert. Ich bin bei Weitem keine Anhängerin von Diätprogrammen und dem Punkte-Zählen und ich kann auch nicht sagen, ob Oprah tatsächlich ihren Frieden mit dem Essen gefunden hat, doch ich wünsche es ihr sehr. Genauso wie allen anderen Frauen und Männern, die sich zu lange im Kampf gegen das Essen und gehen ihren Körper befunden haben.

In meinem Küchenkasten liegen noch die geschlossene Packung Kekse und die drei Riesentafeln Schokolade, die ich vor einiger Zeit gekauft habe. Das Verlangen, die Packung zu öffnen, wird jeden Tag geringer. Es ist nichts Verbotenes an diesen Süßigkeiten und ich könnte mir jederzeit davon nehmen. Doch letztendlich ist es nur eine Mischung aus Zucker und Fett von mäßiger Qualität, in buntes Papier eingepackt. Wenn ich Lust auf etwas Süßes habe, stille ich diese lieber mit Trockenobst und ein paar Nüssen oder ich backe selbst einen Kuchen. Denn dabei backe ich die Wertschätzung, die ich für mich habe, hinein. Für mich ist das ein weiteres Zeichen, dass ich Frieden mit dem Essen geschlossen habe. Frieden mit dem Essen finden heißt für mich, den Kampf aufzugeben. Es bedeutet, *jetzt*, im Augenblick gesunde und bewusste Entscheidungen zu treffen, die mich nähren und mich glücklich machen. Essen gehört zum Leben, Essen sollte weder als etwas Verbotenes angesehen noch mit Schuld- oder Schamgefühlen behaftet sein. Frieden mit dem Essen finden heißt, das Essen zu feiern, unseren Körper zu feiern und den Reichtum und die Fülle unseres Lebens zu erkennen. Alles darf Platz haben im Leben, doch nichts soll uns versklaven und uns klein halten. Es fühlt sich so viel besser an, wenn wir den Kampf aufgeben. Machen wir uns dieses Geschenk!

DER LEERE RAUM – FASTEN IM INNEN UND IM AUSSEN

Nach den intensiven Monaten, in denen ich mit dem Fasten experimentiert und meinen Weg durch den Dschungel der Ernährungsentscheidungen gefunden habe, fühlt sich mein Leben sehr klar an. Meine Innenwelt ist aufgeräumt und ich habe einen noch besseren Zugang zu meiner Intuition. Essen hat an Wichtigkeit verloren und einen gesunden Platz eingenommen. Mein Körper hat sich eingependelt und schickt mir keine falschen Hungersignale mehr, weder zwischen den drei Mahlzeiten noch während meines Fastenfensters von 14 Stunden. Ich verwende pro Tag bis zu zwei Stunden für die Zubereitung und das Essen meiner Mahlzeiten. Ziehe ich dann noch die Schlafenszeit von acht bis neun Stunden ab und die Zeit, die ich für die Hausarbeit und für Besorgungen brauche, bleiben trotzdem noch mindestens zehn Stunden übrig. Ich bin mir durchaus bewusst, dass ich momentan wesentlich mehr Zeit als andere zur Verfügung habe. Wer den Weg zur Arbeit und retour, die Zeit, die er mit Haushaltspflichten, mit den Kindern und dem Partner verbringt, dazurechnet, für den sieht die Bilanz am Ende des Tages natürlich anders aus. Auch für mich kann sich bald wieder einiges ändern und ich werde viel zu tun haben und mehr unterwegs sein. Doch für diese Monate der Fastenversuche habe ich mir bewusst genügend Zeit genommen, was jedoch zur Folge hat, dass mein Kontostand bereits besorgniserregend niedrig ist.

Ich kann nicht zehn Stunden arbeiten und kreativ sein und ich will auch nicht zu viel Zeit auf der Couch verbringen, um mich zu entspannen. Denn ich bin entspannt. Ich schlafe genug, mache wieder ausreichend Sport und achte auf mich. Ich stehe mir nicht mehr im Weg und verschwende keine Zeit mit unnötigen Gedanken ans Essen und Nicht-Essen. Eine neue Klarheit macht sich in mir breit und ich möchte die Stunden, die mir zur Verfügung stehen, nutzen. Ich will den leeren Raum, der sich aufgetan hat, mit sinnvollen und schönen Dingen füllen.

Doch bevor ich damit beginne, Neues in mein Leben zu lassen, muss ich noch meine Aufräumaktion beenden. Was ich im Innen begonnen habe – durch das Überprüfen meiner Gedanken, dem Loslassen oder Verändern alter Muster und Glaubenssätze –, setze ich jetzt im Außen fort. Als Erstes kommt mein Kleiderschrank an die Reihe. Da ich jedoch nicht zu den Menschen gehöre, die Dinge horten, und ich bei meinem Umzug aufs Land vor eineinhalb Jahren schon einiges aussortiert habe, ist dies keine schwierige und langwierige Aufgabe. Trotzdem hängen Kleidungsstücke im Schrank, die mir entweder nicht passen oder die ich aus irgendeinem Grund nicht mehr anziehe. Ich nehme jedes Stück einzeln in die Hand und frage mich: Gefällt es mir? Passt es mir? Ist es noch intakt? Gerade bei der letzten Frage kommt öfters ein klares Nein. Ich muss einige meiner Lieblings-T-Shirts weglegen, die entweder kleine Löcher oder Flecken haben. Auch ein uralter Pyjama, eine undichte Regenjacke, ein paar Blusen und drei abgelegte Jeans meiner Schwester Paula, die mir sowie nie passen werden, kommen in den Altkleidersack. Dann fördere ich aus dem hintersten Teil des Kastens eine riesige, hässliche Tasche zutage, die aus den Armeetagen eines früheren Freundes stammt. Mit dem Ding würde ich nicht mehr verreisen wollen. Auch in meinem Schuhschrank werde ich fündig. Ein paar alte, ausgelatschte Sneakers und einige kaputte Sandalen ohne Riemchen kommen in den Müll. Ebenso Turnschuhe mit Löchern und Flip-Flops, deren Zeit abgelaufen ist. Danach lege ich meine Sachen schön geordnet wieder in den Schrank zurück und freue mich über die unbenutzten Kleiderhaken und den frei gewordenen Raum im Schrank. Bei meinem nächsten Ausflug in die Stadt werde ich mich in den Läden umschauen und meine Garderobe um ein paar neue, schöne Stücke aufwerten.

Nachdem ich meinen Kleiderschrank aussortiert habe, kommt das Büro an die Reihe. Auch hier räume ich ordentlich auf, gebe alte Unterlagen weg, die ich nicht mehr brauche, und mache Ordnung in meinem Ablagesystem. Die Küchenschränke werden ebenfalls aufgeräumt und alles wird ordentlich geputzt. Zum Schluss kommt mein Wintergarten an die Reihe. So gerne ich sonst putze, bei Glasfronten hört bei mir der Spaß auf. Umso besser fühle ich mich, als ich damit fertig bin und meine Wohnung blitzblank ist.

Nun ist aufgeräumt und alles auf seinem Platz. In meinem Innenleben und in meiner Wohnung. Mein Kopf ist klar und fühlt sich irgendwie leer an. Ein eigenartiges, aber angenehmes Gefühl. Ich hatte mich so daran gewöhnt, Millionen von unbrauchbaren Gedanken in meinem Kopf herumspazieren zu lassen, dass diese neue Klarheit ungewöhnlich für mich ist. Ab jetzt werde ich achtsamer sein mit meinen Gedanken und mit den Geschichten, die ich mir erzähle. Ich werde überprüfen, ob es stimmt, was ich denke, oder ob es nur eine aufgewärmte Geschichte aus der Vergangenheit ist. Genauso wie ich meinen Körper achte und das, was ich esse, so achte ich auf meine Gedanken, die meinen Raum betreten möchten. Was mir guttut, darf bleiben, alles andere ist nicht mehr willkommen. Ich merke, wie ich in den letzten Monaten bewusster geworden bin. Mein Fastenexperiment und alles, was damit im Zusammenhang steht, hat mich verändert. Ich spüre wieder die Lebendigkeit des Lebens und wie wertvoll jeder Augenblick ist.

Neue, interessante Gedanken drängen sich in mein Bewusstsein. Möglichkeiten, an die ich früher nicht gedacht habe, tauchen am Horizont auf. Ich bin voller frischer Ideen und Tatendrang. Die Veränderung, die in meinem Inneren passiert ist, beginnt sich jetzt im Außen zu zeigen.

Ich stehe am Beginn von etwas Neuem, weiß jedoch nicht, was es ist. Doch ich habe gelernt, dem Fluss des Lebens zu vertrauen. Ich brauche nicht mehr alles zu kontrollieren, sondern kann mich hingeben mit dem tiefen Wissen, dass alles, was passiert, nur zu meinem Besten ist.

Auch die Zeit meiner Zurückgezogenheit ist zu Ende. Ich fahre wieder öfter in die Stadt und treffe mich mit meinen Freunden. Ich gehe aus, habe Spaß, lerne neue Menschen kennen, schmiede neue Pläne. Alles fühlt sich ein bisschen anders an. Bunter als früher und viel leichter. Doch anstatt darüber nachzudenken, wie ich es früher getan habe, genieße ich einfach den Augenblick. Mein Leben ist eindeutig unkomplizierter geworden.

DIE EIGENE WAHRHEIT LEBEN

Nachdem ich mein Verhältnis zum Essen auf den richtigen Platz gebracht habe und weiter achtsam meine Grenzen in Bezug auf meine Ernährung wahre, betrachte ich mich im Umgang mit anderen Menschen. Wie gehe ich hier mit meinen Grenzen um? Sind sie zu eng oder zu weit gesetzt?

Im Laufe der letzten Jahre habe ich eine gute Balance im Umgang mit meinen Mitmenschen gefunden. Früher war es nicht immer so. Ich habe mich oft zurückgezogen, weil ich einfach mit den Emotionen anderer Menschen überfordert war. Als empathischer und sensitiver Mensch spüre ich oft mehr, als mir lieb ist. Das macht mich einerseits zu einer guten Zuhörerin, auf der anderen Seite ist es anstrengend und oft herausfordernd. Ich musste erst lernen, die Emotionen der anderen von meinen eigenen zu unterscheiden und klar zu trennen. Früher übernahm ich den Schmerz, die Trauer oder den Ärger von anderen Menschen, weil ich es nicht aushalten konnte, sie leiden zu sehen. Damit hatte ich mir zusätzlich zu meinen eigenen Emotionen den Rucksack der Menschen, mit denen ich in Kontakt war, aufgeladen. Essen als Puffer zu verwenden, um nicht so viel spüren zu müssen, war früher eine meiner Strategien. Doch mit der Zeit habe ich gelernt, keine Angst vor Gefühlen zu haben, die in mir auftauchen. Und auch nicht vor den Gefühlen, die mir von meinen Mitmenschen präsentiert werden. Ich mag es, tief einzutauchen. In Gespräche, in Beziehungen, in Themen, in meine eigene Welt, in meine Seele. Ich bin bereit, mir alles anzuschauen und daraus zu lernen.

Das ist meine Wahrheit. Empathisch zu sein und mich verletzlich zu zeigen, ist ein Teil von mir und ich habe gelernt, ihn nicht weiter zu verdrängen, sondern ihn zu integrieren und ihn wertzuschätzen. Andere Menschen mögen anders reagieren, weniger fühlen, anders fühlen. Jeder Mensch hat seine eigene Wahrheit und es wird immer wichtiger, dazu zu stehen. Die Welt braucht keine weiteren Lügen, sondern Authentizität. Wir alle wollen uns die Freiheit bewahren, so sein zu dürfen, wie wir sind, ohne von anderen dafür verurteilt zu werden. Unsere eigene Wahrheit macht uns einzigartig. Wir brauchen uns nicht zu verbiegen, verleugnen und ständig mit verschiedenen Masken durchs Leben zu laufen. Wenn wir zu uns stehen, heißt das aber auch, das andere Menschen nicht immer damit einverstanden sind. Wir werden unbequem, wenn wir zu uns stehen und unsere Bedürfnisse klar ausdrücken. Doch wir können uns nicht zwei Filme gleichzeitig ansehen. Fragen wir uns einmal: »Lebe ich mein Leben oder lebe ich das der anderen? Bestimme ich mein Leben oder lasse ich es bestimmen?« Die eigene Wahrheit zu leben heißt auch, Nein zu sagen – zu Dingen, Plätzen und Personen, die sich nicht gut anfühlen. Wo haben wir Verantwortung anderen übergeben und machen uns dadurch kleiner, als wir sind? Wenn wir die eigene Wahrheit leben, müssen wir uns zuerst unsere Macht zurückholen und erkennen, dass wir unser Schiff steuern. Nur dann können wir ein Leben aus der echten Freude heraus leben.

Die eigene Wahrheit zu leben heißt auch, sich seiner Werte bewusst zu sein und darauf zu achten, dass die Bedürfnisse, die wir haben, erfüllt werden. Wir sind nicht auf der Welt, um andere Menschen glücklich zu machen oder uns für andere aufzuopfern. Dadurch entstehen nur Abhängigkeiten und Frustration in der Beziehung zu anderen. Wir sind für unser eigenes Glück verantwortlich. Wenn wir selbst in unserer Wahrheit und unserem Glück leben und uns nicht verstellen, können wir unseren Mitmenschen auf ihren Wegen behilflich sein. Wenn wir unsere eigene Wahrheit leben, werden wir auch die Wahrheit des anderen respektieren, selbst wenn sie sich von unserem Weltbild, unserem Glauben, unserer Ernährungsweise, unseren Werten oder unserer Meinung unterscheidet. Eine wertschätzende Kommunikation, bei der wir dem anderen wirklich zuhören, ist deshalb für ein friedliches Zusammenleben enorm wichtig. Wir sind zwar alle einzigartig und haben unsere eigene Wahrheit, trotzdem sind wir soziale Wesen, die sich durch Beziehung zu anderen Menschen erfahren und sich austauschen möchten. Jeder hat seine eigene Wahrheit und nimmt die Welt aus seiner persönlichen Perspektive wahr. Jeder von uns geht seinen eigenen speziellen Weg. Keine Wahrheit ist besser oder schlechter und jeder Weg ist einzigartig. Wir dürfen so sein und so leben, wie es unserer eigenen, inneren Wahrheit entspricht.

Das gilt natürlich auch für unsere Gesundheit und unsere Ernährung. Nur weil ich selbst glaube, dass intermittierendes Fasten zu einer optimalen Gesundheit beitragen kann, muss es nicht für meine Nachbarin, meine Freundin oder meinen Partner gelten. Das Schlimmste, was wir machen können, ist, unser eigenes Ernährungskonzept jemand anderem aufzudrängen. Das geht immer schief. Denn damit sagen wir nichts anderes als »Ich bin nicht einverstanden mit dem, was du tust, es gefällt mir nicht. Mach das, was ich tue«. Warum wollen wir für den anderen entscheiden, was er tun soll oder nicht tun soll? Es ist egal, ob wir glauben, dass unser Zugang für den anderen »besser und gesünder« ist. Für die Gesundheit ist jeder selbst verantwortlich. Wir können unsere Mitmenschen dabei unterstützen, wenn sie Hilfe brauchen. Aber wenn wir den anderen unsere eigene Wahrheit aufzwingen, überschreiten wir seine persönliche Grenze. Es ist nicht unsere Aufgabe, im Leben anderer herumzutrampeln, auch wenn es von uns nur »gut gemeint« ist.

Bleiben wir lieber bei uns. Bringen wir uns selbst Wertschätzung und Liebe entgegen. Was für uns wahr ist, ist unsere Wahrheit und unsere Welt wird sich danach richten. Wir können uns dabei unterstützen, indem wir jedes Mal, wenn wir eine Entscheidung treffen, fragen: »Entspricht das meiner eigenen Wahrheit?«

FASTEN MASSGESCHNEIDERT

Wie sehr intermittierendes Fasten das Leben verändern kann, sehen wir an folgendem Beispiel. Josie ist die Freundin meiner Schwester Paula und hat sich schon seit längerer Zeit dem intermittierenden Fasten verschrieben. Als sie hört, dass ich darüber ein Buch schreibe, ist sie gerne dazu bereit, mir über ihre Erfahrungen zu erzählen. Ich kenne Josie von früher, habe sie aber sehr lange Zeit nicht mehr gesehen. Wir verabreden uns in einem Café in der Stadt, wo wir gemütlich und in Ruhe plaudern können. Gespannt warte ich auf ihr Kommen. Josie ist deutlich schlanker, als ich sie in Erinnerung habe. Was mir jedoch noch mehr auffällt, ist ihr gesundes und strahlendes Aussehen. Josie fühlt sich sichtlich wohl und das merke ich ihr an. Das war nicht immer so, wie sie mir später erzählt.

Josie ist als Ärztin in einem städtischen Krankenhaus immer ziemlich eingespannt. Aber sie liebt ihre Arbeit und kann sich keinen anderen Beruf vorstellen. Trotzdem haben die viele Arbeit, der Stress und die Nachtdienste ihr in der Vergangenheit einiges abverlangt. Als sie vor drei Jahren häufig körperlich erschöpft und müde war, schob sie diesen Zustand auf ihren Job und ignorierte eine Zeit lang die Symptome. Als auch noch ihr Gewicht nach oben kletterte, ließ sie sich gründlich untersuchen. Josie litt an Hashimoto, einer Autoimmunerkrankung, die zu einer chronischen Entzündung der Schilddrüse führt. Zusätzlich wurde bei ihr das »Leaky Gut Syndrom« – ein durchlässiger Darm – diagnostiziert. Bei dieser Erkrankung ist die Schutzfunktion der Darmschleimhaut gegen Krankheitserreger und Toxine gestört. Somit können schädliche Stoffe ungehindert in den Blutkreislauf dringen und damit Entzündungen und Allergien auslösen. Obwohl Josie ziemlich betroffen von beiden Diagnosen war, war sie andererseits auch erleichtert. Denn nun wusste sie, wo sie ansetzen konnte, und dieser Weckruf ließ sie ihr ganzes Leben umkrempeln. Sie übernahm die volle Verantwortung für ihre Gesundheit und sagte sich: »Wenn mein Körper diese Krankheiten geschaffen hat, kann er sie auch wieder heilen.«

Josie begann, ihre Ernährung umzustellen. Sie ließ das Gluten weg und strich zugesetzten Zucker aus ihrem Essen. Als nächsten Schritt begann sie, alle Lebensmittel mit schnell verdaulichen Kohlenhydraten wie Nudeln und Reis, aber auch sehr süßes Obst wegzulassen. Sie fühlte sich körperlich bald wohler und begann abzunehmen. Als ihr Gewicht nach einigen Monaten gleichblieb, schrieb sie sich in ein Fitnessstudio ein und machte regelmäßig Sport. Außerdem begann sie, sich für das Fasten zu interessieren, und probierte verschiedene Formen des intermittierenden Fastens aus. Sie fand heraus, dass ein kleines Essfenster von vier Stunden und eine ausgedehnte Fastenzeit von 20 Stunden für sie am allerbesten funktionieren. Für Josie bedeutet das ein Mittagessen um 12 Uhr, und ein bis zwei kleine Mahlzeiten bis 16 Uhr. Doch immer kann sie das nicht einhalten, denn sie hat unterschiedliche Dienstzeiten, die Nachtdienste beinhalten. Josie hat durch diese Umstellung fast 20 Kilo abgenommen und fühlt sich pudelwohl. Alle ihre Symptome sind verschwunden und die Dosis ihres Schilddrüsenmedikamentes wurde nach ihrer letzten Untersuchung weiter verringert. Josie ist zuversichtlich, dass sie die Tabletten bald völlig absetzen kann.

»Manchmal ist es hart«, gesteht sie mir. »Mein neuer Lebensstil verlangt von mir mentale Stärke, Ausdauer und Disziplin. Ich bin nicht immer konsequent, doch ich gebe mein Bestes. Ich habe so viel ausprobiert, aber das intermittierende Fasten in Kombination mit einer kohlenhydratarmen Ernährung tut meinem Körper unendlich gut. Ich möchte dieses Konzept mein Leben lang beibehalten. Meine Gesundheit ist mir wichtig und ich fühle mich viel wohler als vor drei Jahren. Ich möchte auf keinen Fall mehr dorthin, wo ich einmal war. Übergewichtig, erschöpft und ständig müde. Ich habe so viel an Lebensqualität gewonnen.« Josie überlegt gerade, ihr Stundenausmaß im Krankenhaus zu reduzieren. »Ich liebe meine Arbeit – doch ich wünsche mir mehr freie Zeit, um mein Leben noch mehr genießen zu können.«

Auch meine Klientin Justine, von der ich im ersten Teil des Buches berichtet habe, ist glücklich. Nachdem sie ihre zehntägige Fastenkur gut hinter sich gebracht hatte, stellte sie ihre Ernährung um und machte mit der 16:8-Methode des intermittierenden Fastens weiter. Vor Kurzem erreichte sie damit ihr Ziel und wiegt jetzt endlich wieder 59 Kilo – ihr Glücksgewicht – und blickt voller Tatendrang in die Zukunft. »Es war nicht einfach«, erklärt sie. »Doch jetzt fühle ich mich wieder wohl in meinem Körper und habe mehr Selbstbewusstsein gewonnen.« Die monatliche Coachingstunde will sie jedoch beibehalten. »Damit ich dranbleibe und nicht in mein altes Verhalten zurückfalle«, erklärt sie mir.

Josie und Justine haben mich mit ihrer persönlichen Geschichte sehr inspiriert. Sie zeigt aber auch, dass jeder seine eigene Methode des intermittierenden Fastens finden und sie alltagstauglich gestalten muss. Und dass es trotzdem nicht immer einfach ist, in einer Welt des Überflusses auf Essen zu verzichten. Doch das, was wir dafür bekommen, lässt sich nicht mit Gold aufwiegen: strahlende Gesundheit.

FASTENKONZEPTE FÜRS LEBEN

Sieben Monate sind vergangen, seit ich Anfang April mit meinen Fastenversuchen begonnen habe. Einige Wochen schon halte ich mich an die 14:10-Methode. Sie passt für mich und dabei bleibe ich auch. Ich fühle mich wohl und meine Ess- und Fastenfenster werden allmählich zur Routine. Das Frühstück nehme ich um 7:30 Uhr ein und bin um 17:30 Uhr mit dem Abendessen fertig. Endlich habe ich das passende Konzept für mich gefunden und mache mir gar keine Gedanken mehr darüber, ob und welche Form des intermittierenden Fastens ich praktiziere. Ich habe für mich herausgefunden, wie ich am besten meinen Ernährungsalltag strukturiere, meine innere Uhr dabei mit einbeziehe und mir trotzdem die Freiheit bewahre, essen zu können, worauf ich Lust habe. Ich höre auf meinen Körper und mein Essverhalten ist intuitiv und nicht von Zwang oder äußeren Vorgaben bestimmt. Ich habe meinen Weg gefunden.

Doch mein persönlicher Weg muss nicht der Weg von anderen sein, er muss nicht Ihr Weg sein. Es gibt mehrere Möglichkeiten zu fasten und so kann jeder seine Methode finden, die für ihn passt. Auch kann intermittierendes Fasten mit Ernährungsformen wie Vegetarismus, Veganismus, Paleo- oder Low-Carb-Ernährung kombiniert werden. Wir dürfen unsere Ernährung und unser Essen nicht in Schubladen stecken und glauben, einem besonderen Konzept streng nach seinen Regeln folgen zu müssen. Jeder von uns darf sich die Freiheit nehmen, seinen Ernährungsalltag individuell zu gestalten.

Ich habe mich in den letzten Monaten intensiv mit den verschiedenen Fastenformen auseinandergesetzt, Erfahrungen von anderen Fastenden gesammelt und mehrere Formen selbst ausprobiert. Jetzt habe ich schon einen gesunden Abstand zu meinen Fastenversuchen im Frühling und Sommer gewonnen und meine Erlebnisse verarbeitet. So kann ich mir eine abschließende Meinung zum Thema Fasten bilden. Es würde mich freuen, wenn Sie meine Geschichte inspiriert hat und Sie so manches in Ihrem Alltag übernehmen möchten. Oder vielleicht gehen Sie gleich daran, eine für Sie passende Methode – ganz ohne Druck – selbst zu versuchen.

Langzeitfasten: Ich habe fünf Tage lang absolut nichts gegessen, und wenn ich jetzt zurückdenke, war es zwar eine großartige Erfahrung, aber doch ziemlich anstrengend. Ich finde, Langzeitfasten ist ein guter Einstieg in das intermittierende Fasten, jedoch sollten Sie nicht »einfach so drauflos« fasten. Für das Langzeitfasten sollten Sie sich Zeit nehmen und Ihren Körper und Ihre Psyche darauf einstimmen. Je mehr Sie sich aus dem eigenen Alltag herausnehmen und sich ganz auf sich selbst konzentrieren können, desto mehr profitieren Sie davon. Es macht durchaus Sinn, in ein Fastenhotel oder Sanatorium zu gehen und sich in die wohlwollenden Hände von Experten zu begeben. In letzter Zeit ist Online-Fasten populär geworden, wo Sie eine Anleitung bekommen und mit Gleichgesinnten Erfahrungen austauschen können. Jedoch ist es dabei wichtig, dass Sie dem Fastenleiter vertrauen und Informationen bekommen, wie Sie sich nach dem »fastenbrechen« ernähren sollen.

Wer allein für sich fastet, sollte es nicht länger als fünf Tage machen, obwohl es ab dem dritten Tag einfacher wird. Trotzdem – unser Körper ist in einer Ausnahmesituation, wenn er mehrere Tage nichts zu essen bekommt, und setzt ganz andere Prozesse in Gang.

Haben Sie sich einmal daran gewöhnt, ist es gar nicht so schwer, nichts zu essen. Es ist weitaus schwieriger, nach dem Fasten mit einer neuen und gesünderen Einstellung Ihr Essverhalten zu überdenken und zu ändern, was nicht mehr stimmig ist. Langzeitfasten hat für mich nur dann Sinn, wenn man es zum Anlass nimmt, in Zukunft bessere Ernährungsentscheidungen zu treffen. Deshalb ist es optimal als Start in den Einstieg zum intermittierenden Fasten, da der Körper schon einmal an weniger Nahrung gewöhnt ist und Hunger eine andere Bedeutung bekommen hat.

Die Krieger-Diät und das 20:4-Fasten: Mit dieser Form des intermittierenden Fastens konnte ich von Anfang an nicht besonders viel anfangen und ich habe sie deshalb nach intensiver theoretischer Befassung mit den Vorgaben gar nicht selbst ausprobiert. Auch das bewusste Sich-gegen-eine-Fastenvariante-Entscheiden, gehört zu dem Prozess in der Orientierungsphase. Wer 20 oder sogar 23 Stunden fastet und in einem Zeitrahmen von vier Stunden beziehungsweise in nur einer Stunde etwas isst, muss sich seine Mahlzeit schon sehr gut einteilen und darauf achten, dass auch alle Nährstoffe ausreichend vorhanden sind. Warum tagsüber gefastet und am Abend eine große Mahlzeit eingenommen wird, ist zwar vom Konzept unserer kriegerischen Vorfahren gut erklärt, richtet sich jedoch gegen unsere innere Uhr. Die bessere Variante ist, sein Essfenster auf den frühen Nachmittag zu legen, damit die ganze Verdauungsarbeit nicht in der Nacht passiert, wo der Körper im Reparatur- und Verjüngungsmodus ist. Diese Form des intermittierenden Fastens hat vor allem bei Sportlern und Biohackern, die ihren Körper optimieren möchten, sehr viele Anhänger. So unterschiedlich wie wir Menschen sind, liefert sicher auch die Krieger-Diät gute Ergebnisse, sonst wäre dieses Konzept nicht so erfolgreich geworden.

Das 10:2-Fasten: Wer an seinem Lebensstil nicht viel verändern, aber seine Wohlstandspfunde loswerden möchte, für den ist diese Form des intermittierenden Fastens hervorragend geeignet. Es ist ein sehr einfaches Konzept, es muss nur jeden zweiten Tag auf das Essen verzichtet werden. Ist einmal die harte Anfangszeit überstanden, pendelt sich dieser Stil der Nahrungsaufnahme gut ein. Ich persönlich kam jedoch mit dieser Fastenform nicht zurecht. Ich könnte mir auch nicht vorstellen, bis zum Ende meines Lebens nur jeden zweiten Tag zu essen. Ganze acht Tage lang habe ich durchgehalten und festgestellt, dass es für mich keine gute Methode ist. Ich möchte jeden Tag essen. Einen Tag lang nichts zu sich zu nehmen kann ziemlich hart sein. Der Hunger kommt garantiert, die Lust zu essen ebenso – vor allem in der ersten Zeit. Sie werden dabei garantiert Ihren unbewussten Anteilen begegnen, die Ihre Fastentage sabotieren wollen, auch Ihre Gefühle werden sich verstärkt an die Oberfläche drängen. Hier ist durchaus Disziplin und mentale Stärke notwendig, aber auch ein gesunder Umgang mit Ihrer Gefühlswelt, dann kann es sicher wunderbar funktionieren. Doch spontan mit dem netten Kollegen nach dem Büro einen Happen zu essen, das geht dann nicht mehr. Sie müssen Ihre sozialen Aktivitäten mit Freunden auf Ihre Esstage legen, damit Sie bei einer Party nicht mit langem Gesicht neben dem gefüllten Buffet stehen und nicht zugreifen dürfen. Wenn Sie sich mit dem 10:2-Fasten anfreunden und es Ihnen keine Schwierigkeiten bringt, hat es viele Vorteile. Sie verlieren dabei nicht nur das überflüssige Gewicht, sondern sparen außerdem Zeit und Geld. Doch wie wir bei Markus' Geschichte im ersten Kapitel erfahren haben, ist es nicht jedermanns Sache, diese Fastenform langfristig einzuhalten. Wenn Sie Ihr Ernährungsverhalten überdenken und ändern möchten, dann ist 10:2-Fasten nicht optimal, denn es fordert Sie nicht auf, in die Tiefe zu gehen und ungesunde Muster zu erkennen.

Die 5:2-Methode: Diese Form des intermittierenden Fastens ist wesentlich leichter durchzuhalten als die vorigen Methoden – und einfacher durchzuführen. So wie beim 10:2-Fasten essen Sie normal. An den beiden Fastentagen sind 500 Kalorien bei Frauen und 600 Kalorien bei Männern erlaubt. Ich würde diese jedoch nicht mehr hintereinander einhalten, sondern mindestens einen normalen Esstag dazwischenlegen, dann ist es noch leichter. Wenn Sie einen passenden Rhythmus finden, können Sie diese Methode länger praktizieren und werden auch bald Erfolge sehen.

Das 16:8-Fasten: Mit dieser Methode habe ich im April mit meinen Fastenerfahrungen begonnen und mich eher schlecht als recht damit herumgeschlagen. Doch in der Zwischenzeit ist es meine bevorzugte Methode. Trotzdem habe ich sie noch verändert und meinen Alltag angepasst. Das Allerwichtigste ist, dass Sie dabei die Zeit des Essens einschränken, damit Ihrem Körper während einer Fastenpause Zeit bleibt, um sich zu erholen und alle möglichen Arbeiten in aller Ruhe durchführen zu können. Schon wenn Sie sich eine Fastenpause von 12 Stunden gönnen, tun Sie Ihrer Gesundheit etwas Gutes. Diese 12 Stunden können Sie dann ausweiten zu 13, 14, 15 oder eben 16 Stunden, bei denen Ihnen immer noch ein Essfenster von acht Stunden bleibt.

Es bleibt also vollkommen Ihnen überlassen, sich Ihr Fastenkonzept so einzurichten, damit es gut in Ihren Alltag passt und sich harmonisch in Ihre Arbeits- und Freizeit einfügt. Am Beispiel von Josie im letzten Kapitel konnten wir wunderbar sehen, wie individuell intermittierendes Fasten gestaltet und welche Erfolge damit erreicht werden können.

DIE HELDENREISE – FORTGEHEN, UM ANZUKOMMEN

Nach dem amerikanischen Mythenforscher Joseph Campbell wird jeder zum Helden, wenn er seinem inneren Ruf und damit seiner Bestimmung folgt. Er stellte fest, dass alle Naturvölker sich Geschichten erzählten, um voneinander zu lernen. Die Geschichten hatten alle eine Gemeinsamkeit, ein allgemein gültiges Muster, dem sie folgten. Campbell erkannte, dass dieses Erfahrungsmuster nicht nur seine Gültigkeit in Religionen, Mythen, Sagen und Geschichten hat, sondern es findet sich auch in der Struktur der menschlichen Psyche wieder. Der Begriff Heldenreise war geboren, die von Campbell in 12 Phasen eingeteilt wurde. Dabei folgt der Held einem Ruf und macht sich auf die Reise ins Unbekannte. Er muss Abenteuer und Prüfungen bestehen, bekommt aber auch Unterstützung von Helfern und Mentoren. Bei dieser Reise erfährt er eine Verwandlung und kommt mit neuen Erkenntnissen und einer Belohnung zurück nach Hause.

Dieses Konzept der Heldenreise wurde auch von der Filmindustrie erfolgreich übernommen. So basieren nicht nur die »Star-Wars«-Filme von George Lucas auf den Motiven der Heldenreise, sondern auch andere Hollywoodfilme wie »Das Schweigen der Lämmer« oder »Pretty Woman«. Auch wird die Heldenreise von zahlreichen Therapeuten und Coaches zur persönlichen Weiterentwicklung und Selbsterfahrung eingesetzt.

Unser ganzes Leben ist in Wahrheit nichts anderes als eine einzige, große Heldenreise. Jeder von uns sucht nach einer Bestimmung, der er folgen kann und die unserem Leben Sinn gibt. Wir brauchen jedoch nicht mit Lichtschwertern gegen das Böse zu kämpfen, Serienmördern auf der Spur zu sein oder uns einen Millionär zu angeln. Das ist der Stoff, den Hollywood gemacht hat. Doch schreiben wir genauso unser Drehbuch und sind die Hauptdarsteller im eigenen Lebensfilm. Wir alle sind Helden des Alltags, egal welche Aufgabe wir gewählt haben und welchen Herausforderungen wir dabei begegnen. Wir kämpfen und geben unser Bestes, die täglichen Abenteuer zu bestehen. Letztendlich werden wir für unseren Mut belohnt und kommen mit vielen Mitbringseln zurück von der Reise. Zurückkommen können wir immer nur zu uns selbst. Zurück zu uns und zu dem, was wirklich zählt. Das ist das größte Geschenk, das wir erhalten.

Mein Fastenexperiment war für mich eine kleine Heldenreise, von der ich nun verändert und mit vielen neuen Erkenntnissen wieder zurückgekommen bin. Am Anfang war ich inspiriert und motiviert, doch dann hatte ich das Gefühl, als müsste ich den Mount Everest besteigen.

Ohne Sauerstoff und mit Flip-Flops an den nackten

Füßen. Was als Fastenversuch begann, wurde viel mehr als banales Ausprobieren von verschiedenen Formen des Fastens. Es wurde zu einem Abenteuer mit Herausforderungen und Stolpersteinen. Es war eine Heldenreise, in der ich einige Prüfungen zu bestehen hatte. Ich bin im Morast gewatet und habe in den hintersten Winkeln meiner Psyche gekehrt. Die Reise war anstrengend und oft habe ich es mir schwerer gemacht, als es hätte sein müssen. Doch jeder Schritt, den ich gemacht habe, war die Reise wert. Auch wenn ich Umwege gegangen bin und oft gezweifelt habe. Nun bin ich wieder zurück als andere Person, die sich Anfang April auf die Reise gemacht hat. Ich fühle mich, als hätte mich das Leben das letzte halbe Jahr auseinandergenommen und neu zusammengesetzt. Jetzt mache ich es mir erst einmal bequem und atme tief durch. Ich genieße es, ganz bei mir angekommen zu sein. Genau da, wo ich bin, ist der richtige Platz.

Welche Belohnung habe ich durch meine Heldenreise erhalten? Die sieben Kilos sind geschmolzen und ich habe wieder mein Wohlfühlgewicht. Meine Taille ist zurückgekommen und meine Heißhungerattacken sind verschwunden. Noch wertvoller sind mein gesundes Essverhalten und eine entspannte Einstellung zu meiner Ernährung. Ich bin wieder in meinem Gleichgewicht und fühle mich so richtig, richtig wohl in meinem Körper. Ich habe die allerletzten Fitzelchen meines Wunschdenkens aufgegeben, wie mein Körper zu sein hätte. Ich liebe ihn bedingungslos, mit Haut und Haar, mit Grübchen und Falten. Fasten hat mir nicht nur bessere Gesundheit gebracht, sondern hat auch meinen Geist geklärt, hat allen Staub in meinem Gehirn und alle unwahren Gedanken weggewaschen wie ein warmer Sommerregen.

Jeder geht auf seine persönliche Heldenreise, besteht seine eigenen Abenteuer. Die Erfahrungen, die ich bei meinem Fastenexperiment gemacht habe, müssen deshalb nicht die Ihrigen sein. Doch es ist möglich, dass unsere Wege sich überschneiden und Ähnlichkeiten aufweisen. Was ich erlebt und herausgefunden habe, könnte auch für Sie von Wert sein und Sie auf Ihrem Weg zu mehr Gesundheit und Wohlbefinden unterstützen. Im nächsten und abschließenden Kapitel möchte ich noch die wichtigsten Punkte für Sie zusammenfassen, die ich mit dem Fasten und durch das Fasten gelernt habe. Nehmen Sie aus meinem Fastenexperiment das heraus, was für Sie passt, und genießen Sie Ihre Reise!

FASTEN FÜR FORTGESCHRITTENE

Nachstehend die Kernpunkte meiner Erkenntnisse, die für ein gelingendes und erfolgreiches Fasten wichtig sind:

Wählen Sie aus den vielen Fastenformen intuitiv eine Methode aus, von der Sie glauben, dass sie passt. Meist ist es dann tatsächlich so.

Sie müssen nicht mit Disziplin und eisernem Willen diese Methode sofort richtig umsetzen. Fangen Sie lieber mit kleinen Veränderungen an, lehnen Sie sich hinein in das neue Konzept. Wenn Sie zum Beispiel das 16:8-Fasten gewählt haben, Sie bis jetzt jedoch ein Essfenster von 14 Stunden hatten, beginnen Sie einmal mit 12 Stunden Essenszeit und 12 Stunden Fastenzeit. Dann reduzieren Sie schrittweise die Stunden, in denen Sie essen. So geben Sie Ihrem Körper die Möglichkeit, sich langsam umzustellen.

Wenn Sie größere Veränderungen machen und lieber gleich mit der ausgewählten Methode beginnen möchten, dann tun Sie das. Stellen Sie sich jedoch darauf ein, dass die ersten Tage schwierig sein können, und halten Sie mindestens zwei Wochen durch. Wenn Sie feststellen, dass diese Methode trotzdem nicht passt, quälen Sie sich nicht weiter damit herum. Wählen Sie eine andere aus.

Wer möchte, kann mit einigen Tagen Langzeitfasten

einsteigen und dann mit dem intermittierenden Fasten beginnen. Ideal wäre ein Aufenthalt in einer Fastenklinik, wo Sie Unterstützung von Expertinnen und Experten in Anspruch nehmen können. Wer lieber zu Hause fastet, sollte es nicht länger als fünf Tage tun und darauf achten, dass der entsprechende Rahmen dafür geschaffen ist. Im Alltag zu fasten, während Sie Ihrem Job nachgehen, ist nicht empfehlenswert. Lassen Sie sich auf alle Fälle vorher gründlich von einem Arzt durchchecken. Langzeitfasten ist nicht für jeden geeignet!

Wenn Sie Ihre Form des intermittierenden Fastens gefunden haben, bleiben Sie dabei. Sehen Sie es nicht als Diät, sondern als Lifestyle, den Sie ein Leben lang beibehalten.

Wenn es irgendwie möglich ist, verändern Sie nicht ständig Ihr Ess- und Fastenfenster. Bleiben Sie bei dem Rhythmus, der in Ihren Alltag passt. Unser Körper braucht Struktur und Regelmäßigkeit für eine optimale Gesundheit.

Wenn Sie einen Fastentag pro Woche einhalten, wählen Sie immer denselben Tag. Das Gleiche gilt, wenn Sie das Abendessen ausfallen lassen. So kann sich Ihr Körper darauf einstellen. Wenn sich Ihr Rhythmus stabilisiert hat, können Sie spontan Mahlzeiten ausfallen lassen, ohne dass Ihr Körper aus dem Gleichgewicht kommt.

Gerät der Körper aus dem Gleichgewicht, gibt er oft falsche Signale. Hungrig zu sein heißt deshalb nicht unbedingt, dass der Körper Energie braucht. Trainieren Sie Ihr Hungergefühl und freunden Sie sich mit ihm an. Sie müssen nicht sofort etwas essen, wenn er sich zeigt.

Wenn Sie das »Wann«, also den richtigen Zeitpunkt Ihrer Mahlzeiten, gut beherrschen, konzentrieren Sie sich auf das »Was«, auf die Qualität des Essens.

Stellen Sie Essen auf den richtigen Platz und schließen Sie Frieden mit ihm. Essen Sie ausgewogen und intuitiv, verbieten Sie sich trotzdem auf keinen Fall Ihre Lieblingsspeise – auch wenn es Pizza oder Schokolade ist. Beachten Sie jedoch immer, dass es wahrscheinlich gewisse Lebensmittel gibt, die Ihnen nicht guttun.

Zucker und weißes Mehl sind in größeren Mengen für die wenigsten von uns gut verträglich. Reduzieren Sie deren Konsum. Haben Sie jedoch keine Angst vor komplexen Kohlenhydraten aus Obst, Gemüse und Getreide. Kohlenhydrate sind wichtig für unseren Körper. Wer zu kohlenhydratarm isst (Low-Carb oder No-Carb), wird früher oder später mit Heißhunger konfrontiert werden.

Versuchen Sie, so gut es geht, Ihr Leben nach Ihrer inneren Uhr auszurichten. Sorgen Sie für ausreichend Schlaf, Bewegung und genügend Sonnenlicht.

Seien Sie mitfühlend mit sich und überfordern Sie sich nicht. Setzen Sie sich nicht unter Druck! Neues Verhalten zu erlernen braucht Zeit und Geduld. Die ersten Ergebnisse einer Veränderung zeigen sich vielleicht erst in einigen Wochen.

Willenskraft und Disziplin sind zwar wichtig, doch sie erschöpfen sich irgendwann. Je öfter Sie Ihr neues Verhalten wiederholen, desto leichter fällt es Ihnen. Irgendwann treffen Sie automatisch Ihre neuen, gesunden Entscheidungen.

Seien Sie achtsam, wenn Zwanghaftigkeit, süchtiges Verhalten oder eine ungesunde Einstellung zu Ihrem Körper auftauchen. Erkennen Sie diese alten Muster und Verhaltensweisen und verändern Sie schrittweise Ihren Zugang zum Essen.

Lernen Sie, mit Ihren Emotionen auf gesunde Weise umzugehen, ohne dabei Essen als Krücke zu verwenden.

Üben Sie sich in Dankbarkeit und Achtsamkeit für das Essen, Ihren Körper und Ihre Gesundheit. Genießen Sie Ihre Einzigartigkeit und Besonderheit.

Gesundheit endet nicht da, wo unser physischer Körper aufhört. Wir können unseren Körper nicht von unserer Psyche trennen und wir können unser Essen nicht abgespalten von unserem Leben betrachten. Alles gehört zusammen, alles ist ineinander verwoben wie die Fäden eines kostbaren Wandteppichs.

Essen gehört zu unserem Leben, genauso wie das Fasten. Beides sind die zwei Seiten einer Medaille, die uns Gesundheit schenken. Es braucht das Fasten, damit wir wieder mit Wertschätzung und Dankbarkeit unser Essen genießen können. Wir müssen wieder unseren echten Hunger spüren, damit wir auch wissen, wann wir satt sind. Nehmen wir uns Zeit für gutes, nährendes Essen und lassen wir uns auf Phasen des Nicht-Essens ein, in denen sich unser Körper regenerieren und heilen kann.

Doch unser Glück lässt sich letztendlich weder in Kalorien noch mit dem Body Mass Index oder der passenden Kleidergröße messen. Wir müssen aufhören, unseren Körper in eine bestimmte Form zwingen zu wollen, damit wir Anerkennung von außen bekommen. Fangen wir stattdessen an, ihn so zu lieben, wie er ist. Wir sollten immer »the big picture« – das Leben als großes Ganzes – im Auge behalten. Ernährung hat zweifellos einen wichtigen Platz in unserem Leben. Doch genauso wichtig sind genügend Entspannung, um den Stress abzubauen, sowie ausreichender Schlaf. Auch das Pflegen von erfüllenden Beziehungen, Freude und Genuss gehören zu einem gesunden Lebensstil. Das schönste Geschenk jedoch, dass wir uns machen können, ist ein mitfühlender, liebevoller und wertschätzender Umgang mit uns selbst. Es ist viel leichter, sich hinter Fastentipps und Ernährungsregeln zu verstecken, als sich dem Leben hinzugeben. Wir dürfen uns auch erlauben, Spaß zu haben, und uns mit unserer gesamten Menschlichkeit zeigen, die jeden von uns so einzigartig macht. Wir dürfen darauf vertrauen, dass das Leben es gut mit uns meint.

Fasten macht glücklich! Aber nicht nur das Fasten, sondern auch das bewusste Essen zwischen den Fastenzeiten und die richtige Lebensweise. Der Schlüssel dazu? Die Balance zwischen den Extremen zu finden und dem Leben und sich selbst mit Liebe, Achtsamkeit und Wohlwollen zu begegnen.

NACHWORT

Durch meine Fastenversuche – so holprig sie anfangs auch waren – habe ich meine gesamte Einstellung zu meiner Ernährung und meinem Essverhalten noch einmal überdenken können und sie neu ausgerichtet. Die Angst vor dem Hunger habe ich verloren, Frieden mit dem Essen geschlossen und mich von den letzten Resten der Zwanghaftigkeit befreit. Ich esse jetzt weniger und genieße mehr, fühle mich leichter und bin es auch. Außerdem habe ich viel mehr Energie und fühle mich lebendig, fit und wohl in meinem Körper. Essen hat endlich wieder seinen richtigen Platz gefunden und spielt eine weniger wichtige Rolle in meinem Leben als früher. Dadurch ist Raum für viele neue und interessante Erfahrungen frei geworden. Endlich stehe ich mir nicht mehr selbst im Weg und kann mein Leben ohne angezogene Handbremse leben. Was immer es mir bringen mag, ich heiße alles mit offenen Armen willkommen.

Ich wünsche Ihnen, dass Ihr eigener Weg des Essens und des Fastens von schönen und wertvollen Erfahrungen begleitet wird und Ihnen optimale Gesundheit und Lebensfreude bringt.

ANHANG

Danksagung

Mein innigster Dank gilt meiner Familie und meinen Freunden. Ihr lasst mich so sein, wie ich bin – und das ist das allergrößte Geschenk, das ihr mir machen könnt. Danke für eure Unterstützung, eure Freundschaft und Liebe.

Von Herzen danke an Verena Minoggio-Weixlbaumer vom Goldegg Verlag, dass du an mich und meine Projekte glaubst und mir die Möglichkeit gibst, meine äußere und innere Welt auf Papier einzufangen.

Danke an mein weiches, weißes Fellknäuel namens Julie für deine bedingungslose Hundeliebe und die gemeinsamen Spaziergänge in der Natur. Du zeigst mir immer wieder, wie einfach es ist, glücklich zu sein.

Danke an das Leben, das sich jeden Tag voller Magie vor mir ausbreitet. Manchmal zeigst du dich als Fahrt mit der Achterbahn, dann wieder schwimme ich in deinen friedlichen Gewässern. Doch deine Gnade zieht sich durch jeden Atemzug, den ich mache, und lässt den Augenblick mit Zauber erfüllen.

Weiterführende Literatur

Albers, Susan, PsyD: «But I deserve this chocolate!« The 50 Most Common Diet-Derailing Excuses and How to Outwit Them, New Harbinger Publications, Inc., Oakland 2011

Bracht, Petra, Dr.Med.: Intervallfasten – für ein langes Leben – schlank und gesund, Gräfe und Unzer Verlag, München 2018

Clear, James: Atomic Habits – An Easy and Proven Way to Build Good Habits and Break Bad Ones, Penguin Random House, London 2018

Cottrell, Tara; Zigmond, Dan: Buddha's Diet –The Ancient Art of Losing Weight Without Losing your Mind, Running Press Book Publishers, Philadelphia, 2016

Dahlke, Ruediger: Kurzzeitfasten – Mit Esspausen gesünder, länger und schlanker leben, Südwest Verlag, München 2017

Fung, Jason, MD; Moore, Jimmy: The Complete Guide to Fasting – Heal Your Body Through Intermittent, Alternate-Day, and Extended Fasting, Victory Belt Publishing Inc., Canada 2016

Kshirsagar, Suhas, MD: Leben nach der inneren Uhr mit modernem Ayurveda, riva Verlag, München 2019

Lange, Elisabeth: Die 5:2 Diät – 5 Tage essen: 2 Tage Diät, Gräfe und Unzer Verlag, München 2014

Michalsen, Andreas, Prof.Dr.: Mit Ernährung heilen – besser essen, einfach fasten, länger leben. Neuestes Wissen aus Forschung und Praxis, Insel Verlag Berlin, 2019

Panda, Satchin: Der Zirkadian-Code – Erholsam schlafen, Gewicht reduzieren, gesund sein, VAK Verlags GmbH, Kirchzarten bei Freiburg 2018

Riley, Gillian: Eating Less – Say Goodbye to Overeating, Edbury Publishing, United Kingdom, 2005

Schwandt, Dana: Dein Neuanfang mit Ayurveda – Wie du deinen Stoffwechsel optimierst und dich wieder ins Gleichgewicht brings, riva Verlag, München 2019

Tischer, Martina: Braucht die Seele Apfelstrudel? – Gefühle essen mit – wie man schlank und glücklich wird, Goldegg Verlag, Wien 2011

Tischer Martina: 100 Tage zuckerfrei – Ein Selbstexperiment – nachmachen erlaubt, Goldegg Verlag, Wien 2014

Tischer Martina: Die Göttin in mir – Eine Reise in die Selbstliebe, Goldegg Verlag, Berlin 2016

Tribole, Evelyn; Resch, Elyse: Intuitive Eating – A Revolutionary Program That Works, St. Martin's Press, New York 2003